DES

CIRRHOSES MIXTES

PAR

EMILE GUITER
Docteur en médecine de la Faculté de Paris,
Ancien interne en médecine et en chirurgie des hôpitaux de Paris,
Membre correspondant de la Société anatomique.

PARIS
A. DELAHAYE ET E. LECROSNIER, EDITEURS
PLACE DE L'ÉCOLE-DE-MÉDECINE.

1881

DES

CIRRHOSES MIXTES

DES

CIRRHOSES MIXTES

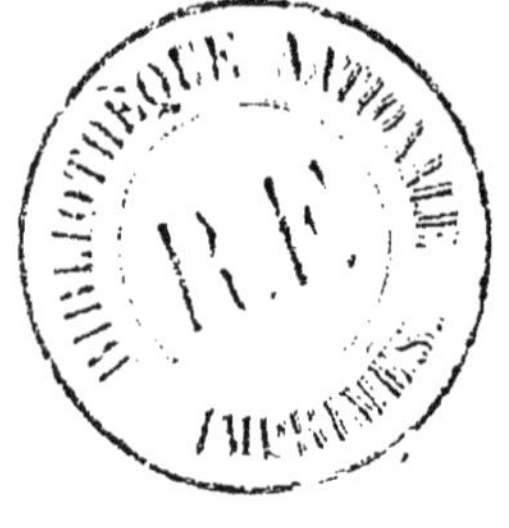

PAR

ÉMILE GUITER

Docteur en médecine de la Faculté de Paris,
Interne en médecine et en chirurgie des hôpitaux de Paris,
Membre correspondant de la Société anatomique.

PARIS

A. DELAHAYE ET E. LECROSNIER, EDITEURS

PLACE DE L'ÉCOLE-DE-MÉDECINE.

1881

DES CIRRHOSES MIXTES

INTRODUCTION.

Dans une étude publiée récemment sur les différentes formes de cirrhose du foie (1), notre maître, M. Dieulafoy, concluait ainsi : « La cirrhose atrophique et la cirrhose hypertrophique biliaire forment des variétés qui sont d'autant plus distinctes, d'autant plus accentuées, qu'on s'adresse à des types extrêmes, et c'est un grand mérite de l'Ecole de Paris d'avoir jeté la lumière dans le chaos des hépatites chroniques. Mais il ne faut pas pousser trop loin l'esprit de systématisation et de classification ; la clinique s'accommode mal de cette sélection en espèces morbides nettement tranchées, et la lésion est ici, comme toujours, d'accord avec la clinique. Entre les types extrêmes, il y a place pour des cas intermédiaires à forme variable, et la dénomination de *cirrhoses mixtes* me paraît devoir leur être appliquée. »

Ayant eu l'occasion d'observer, il y a quelques mois, un cas de cirrhose dont la succession des symptômes, la marche, l'évolution, parurent en complet désaccord avec

(1) Gaz. hebd., sept-oct., 1881, nos 39, 40, 41 et 43. et Manuel de pathologie interne, t. II, 1er fascicule.

les types aujourd'hui classiques de la sclérose hépatique, l'examen histologique ayant confirmé le diagnostic de cirrhose mixte auquel on s'arrêta, il nous a paru intéressant de rechercher et de grouper ici les nombreuses observations publiées dans ces derniers temps, où la classification systématique des cirrhoses s'est trouvée en défaut, pour justifier, soit le processus clinique, soit les lésions anatomiques et histologiques trouvées à l'autopsie.

Les travaux récents semblent avoir légitimé d'une façon définitive la forme hypertrophique, et si, au point de vue anatomique, on a peine à souscrire à des distinctions aujourd'hui compromises, la cirrhose hypertrophique paraît devoir s'imposer comme type clinique distinct; quoi qu'il en soit, il est un certain nombre de faits qu'il nous semble impossible de rattacher aux deux formes généralement admises; ces cas intermédiaires, tenant à la fois de la cirrhose atrophique et de la cirrhose hypertrophique par les lésions anatomiques, réunissant des signes communs aux deux formes de sclérose et en particulier l'ascite et l'ictère, ou même associant le processus symptomatique de l'une de ces formes aux lésions anatomo-pathologiques de l'autre forme, apparaîtront plus nombreux quand ils seront mieux compris : ce travail a pour but de les légitimer.

Il semble, du reste, qu'une sorte de réaction se produit aujourd'hui contre l'esprit de systématisation à outrance qui a signalé les tendances de l'époque actuelle. Ce travail de révision paraît s'imposer notamment pour les affections du rein : à côté du gros rein blanc et du petit rein contracté, on est forcé de reconnaître que bien souvent on a affaire à des formes intermédiaires; on admet aujourd'hui que les types parenchymateux et interstitiels sont beaucoup moins communs qu'on ne le croyait, et on reconnaît l'extrême fréquence des *néphrites mixtes* : il y a comme une tendance à revenir au type clinique de la maladie de Bright. Nous pensons que les affections du foie ont été, comme les affections du rein, beaucoup trop classifiées, ou tout au moins d'une façon trop absolue. L'Ecole allemande est restée très hostile aux doctrines françaises, mais les derniers travaux de l'Ecole française elle-même établissent qu'il y a beaucoup à reprendre dans les conclusions qu'on avait cru pouvoir tirer des travaux précédents ; nous ferons plus loin l'historique de ces études récentes.

Tout dernièrement M. Hutinel, dans la France médicale (1), a décrit, notamment chez les tuberculeux, une forme de cirrhose, dite cirrhose hypertrophique graisseuse, caractérisée à la fois par la prolifération conjonctive de la cirrhose et une dégénérescence graisseuse rapide des cellules du foie. M. Sabourin, dans un travail publié dans les Archives de physiologie (2), étudie de son côté la cirrhose hypertrophique graisseuse ; cette forme de sclérose, avec stéatose parenchymateuse rapide et presque généralisée, s'observerait dans bon nombre de cas de cirrhose alcoolique. L'envahissement de la glande par le tissu conjonctif, irrégulièrement et en dehors des lois établies pour les différentes formes de cirrhoses types, nous permettrait de ranger ces observations parmi les observations de cirrhoses mixtes ; mais il s'agit d'un type clinique spécial qui paraît aujourd'hui parfaitement légitimé par les travaux que nous venons de citer, et nous laisserons de côté tous les faits qui s'y rapportent.

(1) France médicale, 1881, nos 30, 32, 34, 35 et 37.
(2) Archives de physiologie, juillet 1881.

Peut-être, avec les documents dont nous nous servons, arrivera-t-on à créer de nouveaux types intermédiaires nettement définis ; actuellement nous devons nous borner dans cette courte étude à montrer combien les classifications actuelles sont souvent en défaut, et le titre seul de cirrhoses mixtes que nous adoptons suffit à faire comprendre combien il est difficile d'établir une vue d'ensemble, de réunir dans une description commune ces différents faits, qui tous varient plus ou moins et ne sont que les différents anneaux de la chaîne qui relie les formes types de la sclérose du foie.

Nous écartons de cette étude tous les cas de cirrhose cardiaque, paludéenne ou syphilitique ; les travaux de MM. Talamon, Kelsch et Kiéner, Lancereaux, ne permettent plus de confondre ces différents processus de sclérose avec les scléroses alcooliques ; dans aucune de nos observations une affection cardiaque ancienne, la syphilis ou l'impaludisme, ne peuvent être considérés comme la cause première des accidents.

Nos malades sont le plus souvent alcooliques ; nous n'avons donc en vue ni les scléroses par obstruction des canaux biliaires, ni les scléroses d'origine calculeuse, ni les scléroses expérimentales. L'action de l'alcool n'est-elle pas du reste au premier rang dans l'étiologie des hépatites chroniques ?

Nous prions notre collègue et ami, M. Duplaix, d'agréer tous nos remerciements pour l'extrême obligeance qu'il a mise à nous seconder dans nos recherches microscopiques, et nous adressons à notre excellent maître, M. Dieulafoy, en retour des conseils qu'il n'a cessé de nous prodiguer et de l'intérêt qu'il veut bien nous témoigner, l'expression de notre bien vive gratitude.

HISTORIQUE.

C'est en 1819 que Laënnec (1), décrivant l'autopsie d'un homme mort d'affection organique du foie avec ascite et épanchement pleurétique, appelle l'attention sur « le foie qui, réduit au tiers de son volume, caché dans la région qu'il occupe, apparaît entièrement composé d'une multitude de petits grains de forme ronde ou ovoïde, de couleur fauve ou jaune roux, de la grosseur d'un grain de millet ou d'un grain de chènevis. » C'est en 1833 que Kiernan (2), avec le secours du microscope, donne à le cirrhose de Laënnec son véritable caractère d'hépatite interstitielle. Tous ces faits sont trop connus pour que nous songions à faire l'historique des premiers travaux sur la cirrhose du foie.

En 1846, Requin (3) s'élève pour la première fois contre cette règle qui fait de l'atrophie la conséquence fatale de la cirrhose : deux observations lui servent à établir l'existence d'une forme hypertrophique. Gubler vient en 1853 (4) confirmer cette distinction et l'appuyer de deux observations nouvelles. Dans une communication faite en 1859 à la Société de Biologie, MM. Charcot et Luys donnent les premières indications sur le processus anatomique de la nouvelle forme de sclérose : « le mal pénètre ici plus profondément dans la partie active de l'organe ; non seulement il investit les acini, mais encore

(1) Traité de l'auscultation, t. II, p. 196.

(2) Philosophical transactions, 1833.

(3) Union médicale, 1849.

(4) Thèse d'agrégation, 1853 (Théorie de la cirrhose).

ses trabécules avancées vont jusque sur les cellules hépatiques qu'elles circonscrivent et qu'elles encadrent. » Le mémoire d'Olivier de Rouen (1) constitue en 1871 d'une façon définitive à la cirrhose hypertrophique une individualité propre et une existence à part parmi les diverses formes de sclérose hépatique.

Rappelons toutefois que, dès 1866, M. le professeur Jaccoud avait nettement déterminé le processus clinique et anatomique de cette forme spéciale d'hépatite chronique: dans une remarquable leçon faite à l'hôpital de la Charité (2), il rapporte l'histoire d'une femme de son service, qui, après une série de paroxysmes douloureux dans la région du foie, se présente avec un ictère persistant, une augmentation de volume considérable de la glande hépatique, pas de circulation collatérale des veines de l'abdomen et pas d'ascite; cette femme succombe au bout de trois mois à des accidents d'ictère grave. M. Jaccoud élimine toutes les tumeurs intra ou extra hépatiques pouvant déterminer une augmentation de volume sans véritable hypertrophie et conclut sans hésiter à « une affection chronique du foie avec lésion hypertrophique », *qu'il oppose à la cirrhose commune*. A l'autopsie, le foie lourd, volumineux, ne présente ni granulations, ni dépressions étoilées et on ne constate qu'une hypertrophie considérable du tissu conjonctif. N'est-ce point là, le tableau complet de la cirrhose hypertrophique? et la distinction des deux formes de sclé rose n'est-elle point déjà nettement formulée?

En 1874, M. le professeur Hayem reprend la question dans les Archives de physiologie; puis M. Cornil (2) en

(1) Union médicale, 1871;

(2) Clinique médicale de la Charité, 11° leçon, p. 297.

(3) Archives de physiologie, mars et mai 1874 et Société médicale des hôpitaux, juin 1875.

précise les altérations anatomiques, attirant le premier l'attention sur la dilatation des canalicules biliaires et la prolifération considérable des cellules qui tapissent ces canalicules. M. Hanot, en 1875, donne dans sa thèse inaugurale la première monographie complète sur la cirrhose hypertrophique.

A dater de cette époque, la distinction entre les deux formes de cirrhose est entière; il n'y a plus de rapprochement à tenter entre ces deux espèces : MM. Charcot et Gombault (1), s'appuyant sur leurs expériences de ligature permanente du canal cholédoque avec sclérose consécutive, achèvent de définir les caractères distinctifs des deux formes de cirrhose hépatique.

Nous n'avons voulu faire qu'un tableau très succinct de cette série de travaux de l'Ecole française : ces choses sont aujourd'hui classiques. Mais il importe qu'avant d'aller plus loin, nous rappelions brièvement ces caractères distinctifs, tels qu'ils résultent de ces différents travaux, et aussi des leçons de M. Charcot, faites à la Faculté et publiées en 1876 par le Progrès Médical, ainsi que de l'article de M. Rendu dans le Dictionnaire Encyclopédique. Nous les résumons ici sous forme de tableau et nous en ferons le point de départ de notre discussion.

Cirrhose atrophique.	*Cirrhose hypertrophique.*
Sclérose annulaire, interlobulaire et multilobulaire.	Sclérose insulaire, inter et intralobulaire et monolobulaire.
Sclérose d'origine veineuse par périphlébite des vaisseaux portes.	Sclérose d'origine biliaire par périangiocholite des canalicules biliaires.
Pas de néoformation de canalicules biliaires.	Néoformation abondante de canalicules biliaires.

(1) Archives de physiologie, 1876.

Diminution de volume et de poids.	Augmentation de volume et de poids.
Lobulation et granulations très nettes.	Surface lisse, parfois très légèrement granuleuse.
Ascite.	Pas d'ascite.
Circulation collatérale des veines de l'abdomen.	Pas de circulation collatérale des veines de l'abdomen.
Pas d'ictère.	Ictère.
Fréquence des hémorrhagies.	Rareté des hémorrhagies.
Marche rapide.	Marche lente.
Terminaison par ictère grave rare.	Terminaison par ictère grave fréquente.
Origine alcoolique.	Origine variable.

Ces conclusions ont rencontré une très grande résistance dans l'Ecole allemande. Dans ces dernières années Litten (1) se refuse à accepter le foie hypertrophique comme une entité morbide distincte; il s'appuie sur trois observations pour soutenir que la cirrhose dite d'origine biliaire ne diffère en rien de la cirrhose vulgaire, au moins à la période terminale; et il reprend dans une étude critique très serrée les caractères sur lesquels on a cherché à étayer la classification française. Birch-Hirschfeld (2), dans son traité d'Anatomie pathologique, s'exprime ainsi « Nous considérons la prolifération du tissu interstitiel avec hypertrophie du foie comme le premier stade de la cirrhose atrophique et nous n'acceptons pas de forme hypertrophique de la cirrhose. » Brieger (3), Kusner (4)

(1) Ueber die biliaire form der Lebercirrhose, Chariten Annalen, 1878.

(2) Pathologische Anatomie, p. 942.

(3) Zur Lehre von der fibrosen hepatitis, Virchow's Arch., Bd LXXV, p. 942.

(4) Sammlung Klin. Vortrage von Volkmann, n° 141, p. 10.

se montrent également hostiles aux distinctions nouvelles. Ackermann (1) se décide à mentionner la nouvelle forme, mais il remanie complètement les idées admises sur le processus scléreux, sur sa localisation, sur ses origines, sur son mode de développement : dans la forme hypertrophique on aurait affaire à une prolifération cellulaire périveineuse et péricapillaire; la périartérite serait au contraire la lésion primordiale de la cirrhose atrophique : nous reviendrons plus loin sur les idées de l'auteur allemand.

En France, paraissent aussi un certain nombre d'observations qui, soit au point de vue clinique, soit par les altérations anatomiques, s'écartent du tableau sémeiologique et histologique que nous venons de tracer. Dans sa thèse inaugurale, M. Surre (2) présente plusieurs faits qu'il ne peut ranger ni dans la cirrhose atrophique, ni dans la cirrhose hypertrophique, et qui constituent dans sa thèse trois chapitres spéciaux : sclérose hypertrophique sans ictère (2 obs.), sclérose atrophique à forme mixte ou avec ictère chronique (4 obs.), sclérose hypertrophique (avec ictère chronique) à forme mixte ou avec ascite (4 obs.); nous retrouverons plus loin quelques-uns de ces faits. — Au mois de janvier 1879, M. le professeur Hardy, dans une clinique de la Charité (3), rapporte le cas d'un individu qui vient de succomber dans son service et dont nous consignons l'observation, et il conclut ainsi : « je crois qu'il s'agit ici d'un de ces *cas mixtes* dans

(1) Ueber hypertrophische, von Atrophische Lebercirrhose, Virchow's Arch., Bd LXXX, p. 396.

(2) Thèse de Paris, 1879, Surre, Etude sur les diverses formes de sclérose hépatique et leurs caractères différentiels.

(3) Gaz. des hopitaux, janvier 1879, nos 11 et 12, clinique de la Charité.

lesquels, je ne saurais trop y insister, les altérations de la cirrhose hypertrophique se confondent avec les lésions anatomiques de la cirrhose ordinaire; c'est en un mot un de ces cas dans lesquels la clinique est loin d'être en concordance parfaite avec ce que nous apprend la pathologie. »

En 1878 et 1879, les thèses de MM. Dupont (1) et Stiépovich (2), tous deux élèves de M. Lancereaux, établissent qu'une forme spéciale de cirrhose hépatique doit être distraite des classifications établies entre les diverses formes de sclérose du foie; cette forme s'accuse par une prolifération considérable, diffuse, du tissu conjonctif envahissant l'organe tout entier et par la stéatose rapide des cellules hépatiques qui échappent à l'atrophie par compression. Ce sont ces travaux qui ont été cette année-ci repris et complétés par MM. Hutinel et Sabourin (3) et la cirrhose hypertrophique graisseuse a pris place dans le cadre nosologique des cirrhoses du foie.

Dès 1876, MM. Kiener et Kelsch (4) étudient le mode de formation des canalicules biliaires, néoformation dont on a fait un des caractères principaux de la forme hypertrophique; en 1880, MM. Richaud et Nicati (5) reprennent cette étude et aboutissent à des conclusions analogues, quoiqu'un peu différentes sur quelques points ; nous reviendrons plus loin sur cette discussion. Enfin, dans un

(1) Thèse de Paris, 1878, Dupont, De l'hépatite interstitielle diffuse aigue.

(2) Thèse de Paris, 1879, Strépovich, Contribution à l'étude de la cirrhose du foie chez les alcooliques.

(3) Loc. cit., v. p. 7.

(4) Arch. de physiol., 1876, p. 771. Note sur la néoformation des canalicules biliaires dans l'hépatite.

(5) Arch. de physiol., 1880, p. 501. Recherches sur la cirrhose biliaire du lapin domestique.

travail de MM. Kelsch et Wannebroucq, publié en 1880 dans les Archives de physiolologie (1), la néoformation des canalicules biliaires, ayant été observée dans 15 cas de cirrhose vulgaire, est déchue du rang qu'on lui avait assigné dans la délimitation des scléroses du foie : « Il s'agit là d'un caractère anatomique banal commun aux diverses formes de cirrhose. » Déjà Brieger, en Allemagne (2), Rob. Saundby, en Angleterre (3), avaient indiqué le peu de valeur de ce caractère distinctif.

Dans ce même travail de 1880, MM. Kelsch et Wannebroucq, dont les noms font autorité dans ces questions si complexes de la pathologie du foie, s'expriment ainsi : « Il nous paraît que la question n'est pas jugée définitivement ; peut-être y a-t-il lieu de réviser l'histoire de cette affection et de modifier sur quelques points la systématisation proposée par l'Ecole de Paris » ; et plus loin : « la configuration et le mode de répartition du tissu fibreux n'ont donc pas une valeur absolue dans la classification et ne constituent qu'un caractère secondaire dans l'opposition de ces deux formes. » Cette étude se termine par les conclusions suivantes : « 1° Le processus inflammatoire dans les parenchymes est constamment *mixte*, constitué par l'association de la cirrhose conjonctive (forme atrophique) et de la cirrhose épithéliale (forme hypertrophique) ; 2° la différenciation des formes relève de la prédominance de l'un ou l'autre de ces facteurs. »

Dans un travail publié dans les dernières livraisons de la Gazette hebdomadaire, M. Cyr, médecin inspecteur à

(1) Arch. de physiol., 1880, p. 830. Note sur un cas de cirrhose hypertrophique avec ictère chronique.

(2) Loc. cit., v. p. 12.

(3) The British and For. Medical Review, juillet 1877, et Pathological Society Transactions, 1879, p. 301 à 305.

Vichy (1), ayant eu l'occasion de suivre de près beaucoup de malades atteints d'affections du foie, apporte les résultats de l'enquête à laquelle il s'est livré au sujet des diverses formes de cirrhose hépatique ; nous profiterons des documents que nous fournit cette enquête et nous n'apportons ici que les considérations d'ensemble qui l'accompagnent : « Envisagée à un point de vue général, la sclérose hépatique est une lésion anatomique qui a une évolution bien connue, puisqu'on l'a observée dans maints tissus ; mais cette évolution peut être entravée, ou simplement modifiée, par des circonstances très diverses qui alors lui impriment une direction toute différente.... Quant au processus de cette hyperplasie, à son activité, son siége extra ou intralobulaire, aux lésions histologiques qui viendraient s'y joindre(prolifération épithéliale des trabécules, néoformation des canalicules biliaires, etc.),ce sont des phénomènes secondaires surajoutés et qui n'offrent pas une fixité suffisante pour pouvoir caractériser une forme plutôt qu'une autre, » et M. Cyr croit que le déterminisme étiologique permettrait seul « de constituer, non pas peut-être des formes bien fixes, ce qui lui paraît assez difficile sur ce terrain, mais des groupements assez homogènes. »

Il semble, du reste, qu'il existe dans la plupart des travaux récents comme une tendance à s'affranchir de l'esprit de classification à outrance et de systématisation absolue : dans les Études Médicales de MM. Lecorché et Talamon (2), ces auteurs, tout en signalant l'inconvénient de multiplier à l'infini les espèces pathologiques, ajoutent

(1) Gazette hebdomad., août 1881, nos 32 et 33. Contribution à l'étude de la cirrhose hépatique.

(2) Etudes Médicales faites à la Maison de Santé, 1881.

ceci : « Ce serait tomber dans un excès opposé que de vouloir, en forçant les analogies, faire rentrer toutes les hépatites interstitielles dans les deux cadres classiques de la cirrhose veineuse et de la cirrhose biliaire. »

Enfin, dans son Manuel de pathologie interne, M. Dieulafoy (1) fait suivre l'étude des cirrhoses du foie d'un chapitre spécial qu'il réserve aux « *cirrhoses mixtes* » ; c'est la première fois que les cirrhoses mixtes prennent rang dans nos traités classiques à côté des types extrêmes; nous croyons pouvoir démontrer qu'une lacune considérable a été ainsi comblée dans les cadres nosologiques de la sclérose hépatique.

Nous avions déjà réuni les éléments de cette étude quand un nouveau travail de MM. Kelsch et Wannebroucq (2) a été publié tout récemment dans les Archives de physiologie : c'est surtout sur les notions pathogéniques mises en avant pour la systématisation classique que porte ce travail de révision ; mais il semble résulter de ces enquêtes successives que la classification si exclusive, si tranchée, qui semblait prévaloir, est loin de reposer sur des caractères distinctifs inattaquables, qu'il y a lieu de chercher une nouvelle base à des divisions souvent arbitraires et que ce serait rentrer dans la vérité que de renoncer aux groupements systématiques et à l'absolutisme théorique qui a marqué les travaux des dernières années.

(1) Loc. cit., v. p. 5.

(2) Arch. de physiologie, sept.-oct. 1881. Contribution à l'étude de la cirrhose hypertrophique du foie

OBSERVATIONS

Observation I (personnelle).

M... Joseph, âgé de 44 ans, mécanicien, entre le 23 juillet 1881 dans le service de M. Dieulafoy. Il n'a jamais été malade jusqu'ici; son père et sa mère vivent encore et sont d'une bonne santé. Pas de syphilis, ni d'impaludisme. Epistaxis fréquentes depuis l'enfance. Attaques épileptiques depuis 3 ans environ; depuis un an les attaques se reproduisent environ tous les mois.

Le malade se défend d'abord d'avoir fait des excès de boisson ; il avoue cependant qu'il buvait environ 1 à 2 litres de vin par jour; alcoolisme très probable. Jamais de coliques hépatiques. Il est souffrant depuis plus d'un an; sa maladie a débuté par des troubles digestifs : inappétence, dégoût des aliments, lenteur des digestions, alternatives de diarrhée et de constipation. Vers le mois de mars ses jambes se sont mises à enfler; il a remarqué aussi vers cette époque que son ventre augmentait de volume; de temps à autre survenait un peu d'endolorissement dans la région de l'hypochondre droit. Son état est resté à peu près stationnaire pendant plusieurs mois; les digestions étaient difficiles ; il perdait ses forces ; s'amaigrissait, en même temps que son ventre grossissait graduellement. Il y a un mois et demi environ, il s'est aperçu qu'il devenait jaune, la teinte ictérique s'est accentuée progressivement, les urines étaient fortement teintées, les selles un peu décolorées. En même temps, les vomissements sont survenus rendant l'alimentation presque impossible; on l'a mis au régime lacté, mais le lait même n'était pas supporté ; il ne prenait guère que des bouillons; diarrhée continuelle depuis cette époque; selles très liquides, suivant de près l'ingestion des aliments. Les forces se sont perdues bien vite ; l'amaigrissement faisait des progrès rapides; l'œdème des jambes persistait; le ventre était volumineux ; l'ictère se prononçait de plus en plus. Le malade ne toussait pas, mais il était oppressé au moindre effort, palpitations fréquentes. Pas de sang dans les selles ; il n'y a eu que quelques crachements de sang à la suite d'épistaxis ; celles-ci ne se sont pas reproduites plus fréquemment dans ces derniers temps.

C'est dans cet état que le malade nous arrive à l'hôpital : l'ictère est très accusé, surtout à la face ; celle-ci présente aux pommettes des varicosités très apparentes ; les conjonctives sont d'un jaune foncé ; la teinte jaunâtre est partout manifeste ; pas de prurit. Les membres inférieurs sont fortement œdématiés ; l'œdème n'a pas envahi le scrotum ; il existe un météorisme très prononcé qui masque d'abord en partie la présence du liquide dans la cavité péritonéale ; mais, en faisant incliner légèrement l'abdomen, il est facile de constater l'existence de l'ascite qu'on peut évaluer à plusieurs litres. Pas de circulation collatérale des veines abdominales.

Le foie déborde légèrement les fausses côtes et paraît un peu augmenté de volume ; il est assez facile de sentir par la palpation le bord antérieur de la glande qui ne paraît ni déformé ni arrondi. Le météorisme ne permet pas d'apprécier le volume de la rate. Pas de douleurs vives. Le cœur est sain, le pouls est petit, lent, pas d'état fébrile ; T. 37,4. Rien à l'auscultation des poumons. Les urines sont peu abondantes, d'un brun verdâtre et très épaisses ; l'acide nitrique détermine une coloration vert foncé avec un abondant précipité de pigment biliaire ; il est impossible de dire s'il y a de l'albumine ; le temps a manqué pour le dosage de l'urée et un examen plus complet.

25 juillet. Dès le lendemain on trouve le malade dans un état de torpeur très marqué ; il est impossible d'obtenir une réponse aux questions qui lui sont faites ; l'intelligence paraît nulle ; dilatation des pupilles ; de temps à autre quelques signes d'agitation. Cet état s'est accusé la veille au soir ; dans la nuit un peu de subdélirium ; pas d'accidents convulsifs. Le malade va sous lui ; il n'a uriné dans la journée d'hier qu'une très petite quantité d'une urine épaisse et brunâtre fortement ictérique. Le météorisme a considérablement augmenté. T. 36,4, pouls petit et filiforme.

Le 26. Mort ce matin dans le coma.

Autopsie. — A l'ouverture de la cavité abdominale, il s'écoule une certaine quantité d'un liquide jaune citrin, 3 à 4 litres environ. Pas de fausses membranes, pas d'adhérences des anses intestinales, pas traces de péritonite. Le foie pèse 1,960 grammes ; ses dimensions sont les suivantes :

Diamètre transversal	28 cent.
Diamètre antéro-postérieur.	19 cent.
Diamètre vertical	8 cent.

Il présente sur toute sa surface des granulations assez saillantes, du volume d'un grain de millet ; cette apparence granuleuse est surtout manifeste au niveau du bord postérieur. Sur tout ce bord postérieur le péritoine est très épaissi ; de fortes adhérences relient la glande au diaphragme et aux organes voisins, de telle sorte qu'on a grand'peine à la retirer sans déchirure. La coloration est jaunâtre. L'apparence est plutôt celle de la cirrhose atrophique ; mais sans atrophie, avec augmentation de poids et des granulations moins saillantes, moins volumineuses qu'elles ne le sont en général dans la cirrhose de Laënnec. Le foie résiste fortement au couteau ; sur la coupe on retrouve l'aspect granuleux de la périphérie : on aperçoit de fines travées de tissu conjonctif qui sillonnent la glande dans divers sens ; les lobules paraissent enserrés dans une gangue conjonctive périlobulaire ; il serait cependant impossible de les énucléer ; le parenchyme présente la coloration jaune roux caractéristique. Le lobe gauche du foie paraît particulièrement sclérosé ; le lobule de Spigel est très atrophié et réduit à l'état de moignon.

La vésicule biliaire adhère fortement ; ses parois sont très épaissies ; elle renferme de 20 à 30 grammes d'un liquide filant, transparent et légèrement jaunâtre. Les gros canaux biliaires sont absolument libres.

La rate est considérablement augmentée de volume ; elle pèse 290 gr. ; ses diamètres vertical et transversal sont de 15 cent. 1/2 et de 10 cent. ; sa capsule paraît épaissie et on constate à la partie supérieure sur la face convexe des traces de périsplénite ; elle est manifestement diffluente.

Les reins pèsent 350 gr., et paraissent augmentés de volume ; ils sont très congestionnés tous deux, surtout le rein gauche. Le rein droit est jaunâtre à la coupe et paraît imprégné de pigment biliaire. La substance corticale semble normale et la capsule se détache facilement.

Congestion des deux poumons, particulièrement vers les bases ; quelques adhérences à la base du poumon gauche. Le cœur est sain, un peu graisseux ; quelques dépôts athéromateux à l'origine de l'aorte. Le cerveau présente un peu de congestion de la pie-mère ; pas de suffusion séreuse des méninges ; un peu de liquide dans le ventricnle moyen.

Examen histologique du foie. — Sur une coupe fine colorée avec le picro-carmin et montée dans la glycérine, on voit avec un faible grossissement une immense quantité de tissu conjonctif dont la masse totale est parsemée de loges, de grandeur très variable, remplies par les cellules hépatiques ; ce sont les espaces interlobulaires qui sont envahis par cette énorme prolifération conjonctive : celle-ci circonscrit chaque lobule et l'enserre de telle sorte qu'à un premier examen ce sont surtout des lésions de cirrhose annulaire et périlobulaire qui semblent se présenter ; les espaces interlobulaires, aussi bien que les fissures, sont de ce fait considérablement dilatés. Les lobules offrent un volume très variable ; beaucoup sont encore très gros ; mais il en est d'autres dont le volume est moitié moindre ; d'autres encore sont presque complètement étranglés, étouffés par leur gangue conjonctive. Dans un très grand nombre de lobules, les cellules ont subi la dégénérescence graisseuse ; la grande majorité de ces cellules est absolument dégénérée ; il en est cependant un bon nombre qui ont conservé leur aspect et leur couleur. La distribution de la dégénérescence est très irrégulière ; dans certains lobules ce sont les cellules du centre qui sont malades et elles sont entourées d'une zone de cellules saines absolument nette ; dans quelques-uns les cellules normales sont très rares et comme disséminées au milieu d'une masse graisseuse.

Dans plusieurs points la cirrhose est bien nettement annulaire : la zone de tissu cellulaire paraît limitée aux espaces et aux fissures ; mais dans beaucoup d'autres le lobule est envahi. On voit, en effet, des traînées colorées en rose par le picro-carmin se détacher de l'anneau scléreux et pénétrer dans le lobule en dissociant les cellules. La périphérie d'un grand nombre de lobules est ainsi pénétrée, tandis que sur quelques-uns une ou deux bandes conjonctives se portent jusqu'au centre de l'anneau ; quelques-uns même sont ainsi partagés en deux segments d'une netteté parfaite. Enfin, sur la même coupe, on voit parfaitement des îlots de tissu scléreux en assez grand nombre dans l'épaisseur desquels on distingue parfois des cellules hépatiques qui seront très visibles à un plus fort grossissement.

Un grossissement plus considérable (objectif, n° 3, Nachet) nous permettra de suivre le processus d'invasion et de répartition du tissu conjonctif, et dans les espaces interlobulaires, et dans l'épaisseur du lobule.

Dans les espaces interlobulaires, ce qui frappe d'abord, c'est la quantité considérable de canalicules biliaires qui rampent dans ces espaces ; ces canalicules sont volumineux, dilatés, de direction très variable, étranglés sur certains points par la prolifération conjonctive, ce qui leur donne l'apparence de véritables boudins ; leur lumière est complètement obstruée pour la plupart par les cellules épithéliales hypertrophiées qui remplissent la cavité ; sur certains points cependant il subsiste un canal très rétréci entre les cellules et celles-ci n'obturent pas complètement le calibre du vaisseau. Tout autour de ces canalicules, il existe une très grande quantité de tissu embryonnaire constitué par des fibrilles fines parsemées de nombreux noyaux colorés en rouge par le picro-carmin ; celui-ci forme avec les canalicules biliaires la presque totalité des espaces interlobulaires considérablement épaissis.

Toutefois, au milieu de ce tissu embryonnaire, on constate de nombreux tractus conjonctifs arrivés à un degré plus élevé d'organisation ; ces faisceaux fibreux, qui enserrent le lobule et l'étranglent, présentent parfois une épaisseur considérable ; c'est surtout au pourtour des vaisseaux portes que le tissu conjonctif arrive à ce degré d'organisation ; il semble que le processus scléreux ait débuté à ce niveau, tandis qu'on ne retrouve qu'un tissu beaucoup plus jeune au pourtour des canalicules biliaires. Les vaisseaux portes ne sont pas considérablement déformés et aplatis par la prolifération conjonctive ;

on constate de nombreux globules sanguins dans la lumière de ces vaisseaux.

Dans l'épaisseur des lobules nous avons déjà signalé l'existence de tractus celluleux se détachant de l'anneau périlobulaire et s'avançant sur certains points jusqu'au centre du lobule. Mais, entre ces faisceaux conjonctifs, il existe de nombreuses travées de tissu embryonnaire qui dissocient complètement les cellules; celles-ci déformées, atrophiées, infiltrées de pigment biliaire, ne forment plus que des trainées allongées et étranglées par le tissu nouveau; nous ne revenons pas sur la dégénérescence graisseuse d'un très grand nombre de ces cellules, qui, dans certains lobules, ont subi en presque totalité la transformation graisseuse, tandis que dans quelques autres les cellules graisseuses sont rares: (s'agit-il là de lésions ultimes ayant coïncidé avec les accidents terminaux d'ictère grave?) Dans l'intérieur des lobules nous retrouvons encore un développement et une multiplication anormale des canaux biliaires; ils forment à certains endroits un véritable lacis dont il est difficile de pressentir le mode de formation et de développement; ils paraissent toutefois continuer la direction des canalicules interlobulaires.

Au niveau des îlots, le tissu conjonctif est plus épaissi, mieux organisé : quelques cellules apparaissent disséminées et et absolument étouffées entre les mailles serrées de ce tissu.

Observation II.

(Extraite des Etudes médicales de MM Lecorché et Talamon.) (1).

H...., âgé de 53 ans, propriétaire, entré le 15 décembre 1879. Santé habituellement bonne; pas de syphilis. Excès alcooliques; le beau-frère du malade prétend qu'il est presque continuellement ivre.

Depuis cinq à six mois épistaxis fréquentes par la narine droite. Pituites le matin depuis longtemps; digestions pénibles,

(1) Loc. cit., v. p. 16.

peu d'appétit. Depuis deux mois inappétence complète; amaigrissement; en même temps le ventre a enflé rapidement. Urines rares avec dépôt rouge briqueté. — Depuis trois semaines œdème des chevilles et des jambes. Depuis quatre ou cinq jours il est beaucoup plus mal; fièvre le soir; les yeux sont devenus jaunes; il mouche continuellement du sang.

Etat actuel. — Facies creusé, peau terreuse, sèche, jaunâtre, dilatation des veinules du nez et des pommettes. Coloration ictérique des conjonctives. Teinte subictérique du reste du corps, œdème des membres inférieurs et du scrotum. Ascite considérable, fluctuation nette. Dilatation flexueuse des veines de la paroi abdominale. Le foie est très petit; à peine quatre travers de doigt de matité sur la ligne mamelonnaire. La rate au contraire est très volumineuse.

Langue rouge, sèche, croûteuse, semblable à une langue typhique.

Urines rares, à peine un demi-litre, couleur madère, pigment biliaire par l'acide nitrique; ni albumine, ni sucre.

Rien au cœur, ni au poumons.

Fièvre le soir. T, rect. 39°.

Le 17. Ponction : six litres de liquide jaunâtre. Le malade est un peu soulagé et respire mieux. Ne mange que quelques bouillons et un peu de lait. Fièvre persiste. T. 38°.

Le 18. Ictère très prononcé des conjonctives. Couleur jaune pâle de la peau des membres et du ventre. Teinte terreuse de la face. Taches purpuriques, violettes aux membres inférieurs. Les narines saignent au moindre attouchement. Les lèvres et la langue sont sèches, encroûtées de sang. Prostration typhique générale; le malade ne répond plus aux questions; il est dans un demi-coma. Agitation et délire la nuit.

Urines des vingt-quatre heures; q. 400, d. 1020. Color. ictérique. Urée par litre 16,913; total 6,765. A. urique 0.141. A. phosphorique par litre 0,429; total 0,171.

Le 19. Même état; délire et agitation la nuit; veut s'habiller et s'en aller. Le jour aspect torpide, demi-comateux.

Urines des vingt-quatre heures; q. 300; d. 1018; color. ictérique; urée 5,854. A. urique 0,255. A. phosphorique 0,192.

Le 25. Même état comateux de plus en plus marqué; langue rôtie; épistaxis à plusieurs reprises. Larges taches ecchymotiques sur les membres inférieurs. L'ascite s'est reformée. On ne peut plus avoir les urines que le malade laisse aller sous lui.

Mort le 24 au matin.

Autopsie vingt-quatre heures après la mort.—Pleurésie droite récente ; fausses membranes molles, fibrineuses ; un litre à peu près de liquide séreux. Rien à gauche, poumons sains. — Quelques cuillerées de liquide dans la péricarde. Cœur normal, valvules saines. Aorte un peu épaissie et jaunâtre ; pas de plaques athéromateuses.

La cavité péritonéale contient 6 à 7 litres de liquide jaunâtre. Le péritoine pariétal est épaissi ; pas de fausses membranes.

Foie petit, ridé, réduit à la moitié de son volume ; capsule un peu épaissie. Tissu ayant la consistance du cuir. Cirrhose à petits grains ; la surface est finement granulée, d'une couleur gris jaune, diffuse. A la coupe, coloration grisâtre, semée de granulations jaunes, la plupart comme des têtes d'épingle, quelques-unes plus grosses, comme des pois.

Le canal cholédoque s'ouvre librement dans le duodenum. Pas de calculs biliaires. Vésicule du fiel atrophiée, contient un peu de bile verte. Il n'y a pas de périhépatite à la face inférieure du foie, et les gros canaux biliaires au niveau du hile sont parfaitement perméables.

Rate triplée de volume ; capsule épaissie, blanchâtre ; consistance ramollie ; coloration rougeâtre, vineuse.

Estomac et intestins sains.

Les reins sont d'aspect et de volume normaux. Pas de kystes, pas d'épaississement de la capsule ; pas d'induration du tissu cortical.

Examen histologique du foie. — A un faible grossissement (oc. 1, obj. o. de Verick), on a la vue générale d'une cirrhose atrophique périveineuse, c'est à-dire des cercles de tissu conjonctif entourant des groupes de lobules atrophiés. Mais, déjà à ce grossissement, on constate que les lobules sont envahis et dissociés par des traînées et des amas de cellules embryonnaires, ce qui, au lieu de la teinte jaunâtre habituelle, leur donne une coloration mixte, mêlée de rouge et de jaune. (Les morceaux de foie ont été durcis dans l'acide picrique, la gomme et l'alcool, et les coupes colorées par le picro-carmin.)

On voit en outre dans les espaces conjonctifs de petites lignes rouges, se divisant parfois en forme de V ou d'Y majuscules. A un plus fort grossissement ces détails se précisent. Le tissu conjonctif qui enveloppe les lobules est partout excessivement riche en cellules embryonnaires. De plus, non pas au centre de l'espace conjonctif, mais sur les bords, le long des îlots hépatiques, on voit de nombreux canalicules biliaires, avec leurs divisions dichotomiques, quelques-uns très longs, remplis de cellules cubiques ou arrondies, fortement colorées en rouge. C'est autour de ces canalicules que les cellules rondes sont surtout abondantes. La prolifération embryonnaire est donc surtout marquée à la périphérie du lobule. Elle y pénètre d'ailleurs, montrant des traînées de noyaux entre les cellules hépatiques, formant par places des amas irréguliers dans l'épaisseur de l'îlot. Certains lobules sont beaucoup plus atteints que d'autres, complètement dissociés ; les cellules hépatiques sont confondues en petits blocs jaunâtres renfermant encore leurs noyaux ; entre ces blocs, on voit d'épaisses traînées de cellules rondes, se renflant par endroits en amas.

Dans d'autres points le lobule ou le groupe de lobules est complètement enserré par le tissu conjonctif, comme dans la cirrhose atrophique vulgaire ; les cellules sont tassées les unes contre les autres, déformées; mais il n'y a pas de dégénérescence graisseuse; les cellules sont aplaties, atrophiées, petites, ou bien confondues en petits blocs jaunâtres renfermant cinq ou six noyaux. Sur quelques coupes pourtant on voit parfois un lobule dont les cellules sont complètement transformées en grosses gouttes de graisse.

Dans certains points l'aspect est celui de la cirrhose hypertrophique. Au milieu du tissu conjonctif les canalicules biliaires très nombreux se dessinent en rouge, formant des figures en V, en Y, ou des lignes droites ; entre ces canalicules plus gros, apparaissent de véritables réseaux de canalicules plus étroits qui semblent formés par une seule rangée de cellules. Ces canalicules sont entourés de cellules embryonnaires abondantes qui pénètrent entre ces cellules hépatiques à la périphérie. Parfois tout le pourtour d'un lobule est environné par une ceinture de cellules rondes qui pénètrent le quart ou le cinquième externe de l'îlot, les parties centrales n'étant pas atteintes. Ailleurs les cellules rondes envahissent tout l'ilot, complètement dissocié, formant ça et là dans son épaisseur de petits amas arrondis ou irréguliers.

Observation III.

(Présentée à la Société anatomique, mars 1876, par M. Delaunay, interne des hôpitaux. — Examen histologique par M. Gombault).

L. E..., 47 ans, gantier, est entré à l'hôpital Saint-Antoine, dans le service de M. Rigal, le 22 janvier, avec les symptomes d'une cirrhose assez avancée. Il était malade depuis huit mois environ jusqu'à cette époque il n'avait jamais eu aucune autre maladie grave.

On ne retrouve pas trace de syphilis dans ses antécédents et l'alcoolisme est très douteux : le malade ayant mené une vie assez régulière et ne présentant aucun des signes qu'on trouve en pareil cas.

Ce qui frappa d'abord notre attention ce fut l'intensité de la coloration ictérique. Au dire du malade, et ses renseignements sont précis, c'est par l'ictère qu'a débuté l'affection. Pendant quatre mois la jaunisse est allée se prononçant de plus en plus sans qu'il ressentît aucun malaise, aucun autre symptôme susceptible de l'inquiéter.

A ce moment survinrent des douleurs dans l'hypochondre droit, de l'amaigrissement et de la perte lente des forces; il ne fut pas pour cela obligé de suspendre son travail qu'il a continué jusqu'à son entrée à l'hôpital. Il n'y a eu pendant tout ce temps ni vomissements, ni diarrhée, ni perte d'appétit.

A son entrée, on trouve un épanchement péritonéal très appréciable, sans que le malade se soit aperçu de l'augmentation de son ventre.

Le foie et les organes sont difficiles à limiter ; cependant une percussion attentive nous fait constater une diminution du foie et une augmentation assez considérable de la rate. Les veines de la paroi antérieure de l'abdomen sont manifestement plus volumineuses qu'à l'état normal. On ne trouve rien au cœur ni dans les autres organes. Mais ce qui frappe surtout, c'est l'intensité de l'ictère et il dure depuis huit mois. Depuis quatre mois sont survenues des douleurs, mais elles ont toujours été légères.

A partir de l'entrée du malade à l'hôpital, l'affection prit une marche plus aiguë ; l'épanchement augmenta rapidement et le 18 février, en raison de la gêne respiratoire et de la distension de la paroi abdominale, on se vit dans la nécessité de faire une ponction. On retira 7 à 8 litres de liquide et on put alors se convaincre que le foie était bien, en effet, diminué de volume. La percussion pratiquée avec soin et plusieurs jours de suite par M. Rigal donna pour la ligne axillaire une hauteur de 8 à 10 cent., de 6 à 8 pour la ligne mamelonnaire et de 4 à 5 pour la ligne médiane.

La rate fut trouvée volumineuse, et présentant à la percussion 15 à 18 cent. dans son grand diamètre sur 8 à 10 dans le petit.

Le malade avait été pris de diarrhée dès les premiers jours de son entrée à l'hôpital et elle continua jusqu'à la mort qui arriva le 2 mars.

Dans les derniers jours de la vie, le malade tomba dans une somnolence continuelle dont il était assez difficile de le faire sortir. Il eut quelques épistaxis, d'ailleurs peu abondantes. Il n'y eut aucune autre hémorrhagie et pas le moindre symptôme du côté du système nerveux. A aucune époque il n'y a eu de fièvre ; la température a toujours été au-dessous de la normale.

Autopsie. — Le foie a diminué de volume : son poids était de 1,215 gr. Son diamètre transversal mesurait 22 cent. ; l'antéro-postérieur 14. L'épaisseur était de 6 à 7 cent. Le foie était manifestement rétracté, surtout vers sa partie médiane ; la surface était mamelonnée, et présentait quelques brides cicatricielles, pénétrant peu profondément dans l'intérieur de l'organe. Il adhérait intimement aux organes environnants, surtout au diaphragme. Certains points paraissent, au moins superficiellement, beaucoup moins altérés ; notamment cette partie de la face supérieure située à l'union des deux lobes et une certaine étendue située à la partie inférieure de l'extrémité droite de l'organe. A la coupe, le tissu est ferme et crie sous le couteau dans les points rétractés ; mais à une profondeur de 2 à 3 cent. la consistance change absolument. Le tissu est une véritable bouillie dans laquelle le doigt s'enfonce très facilement. Il en est de même dans toute l'étendue des parties qui ne sont pas rétractées à la surface. Dans les parties superficielles et résistantes, la coloration est d'un blanc jaunâtre; jaune verdâtre dans les parties profondes et ramollies.

Les voies biliaires, vésicule, canal cholédoque, canal hépatique et ses grosses divisions sont saines et perméables.

Il en est de même de la veine porte. Aucune tumeur dans le voisinage du hile du foie. La rate est ramollie et congestionnée; très aplatie et plus volumineuse qu'à l'état normal. Son poids est de 670 gr. Reins congestionnés; rien de particulier dans les autres organes.

L'examen histologique du foie a été fait par M. Gombault dans le laboratoire de M. Charcot.

Les plaques qu'on remarquait à la surface du foie et qui lui donnaient l'aspect granuleux sont constituées par un épaississement de la capsule fibreuse de l'organe.

On a vu que le foie dans son ensemble présentait deux portions bien différentes d'aspect, l'une corticale, formant une sorte d'enveloppe à la seconde et constituée par un tissu dense, résistant, de couleur blanc-jaunâtre; l'autre centrale, fortement colorée par la bile, ramollie et presque diffluente en certains points. Dans l'une et l'autre portion, on constate sur les coupes l'existence d'une sclérose de l'organe, mais cette sclérose est plus prononcée dans la première que dans la seconde.

L'hyperplasie conjonctive n'affecte pas du reste de distribution régulière, elle est à la fois extra et intralobulaire. Elle se présente, la plupart du temps, sous la forme de larges bandes constituées par de gros faisceaux de tissu conjonctif et limitant des îlots irréguliers de cellules hépatiques. Sur d'autres points les lobules sont pour ainsi dire dissociés, et leurs cellules sont disséminées çà et là dans les espaces conjonctifs. Toutefois, sur certaines préparations, principalement au niveau de la zone corticale, le tissu scléreux est infiltré de nombreux éléments lymphatiques.

Les canaux biliaires sont fortement altérés. La lumière de beaucoup de gros canaux paraît, sur les coupes transversales, complètement obstruée par des amas de cellules épithéliales, tandis que, dans l'épaisseur des tractus fibreux, on constate la présence de nombreux canalicules dilatés, remplis de petits éléments cubiques et formant dans certains points de véritables réseaux.

Les cellules hépatiques étudiées, soit par dissociation, soit à l'aide de coupes, sont, pour la plupart, fortement colorées en jaune par la bile. Elles ne se colorent plus par le carmin et ne possèdent plus de noyau reconnaissable. Un grand nombre d'entre elles sont considérablement atrophiées et ne sont plus représentées que par un petit amas de granulations jaunes. Cette atrophie des cellules porte, principalement, sur la portion centrale du foie, celle qui était jaune et ramollie.

Dans la zone corticale, au contraire, où la sclérose et la dilatation des canalicules biliaires sont plus prononcées, les cellules qui ont persisté sont moins profondément altérées et se colorent pour la plupart encore par le carmin.

En résumé : sclérose diffuse du foie; catarrhe des gros canaux biliaires; développement considérable, mais partiel, du réseau des canalicules; atrophie et destruction d'un grand nombre de cellules hépatiques : telles sont les principales lésions qu'a permis de constater l'examen microscopique.

Observation IV.

(Extraite de la thèse de M. Surre, communiquée par M. Homolle, obs. XVII).

Le nommé Ors..., Jean, tapissier, âgé de 51 ans, entra à l'hôpital Necker, le 10 février 1878, salle Saint-Luc, n° 22. Il avait joui habituellement d'une bonne santé; n'accusait qu'une blennorrhagie suivie de phimosis qu'il contracta il y a 25 ans. Pas de syphilis probable. Il buvait modérément, dit-il, de l'eau de-vie et du vin. Il avait beaucoup fatigué dans ces derniers temps. Vers la fin de décembre, veillant pour son travail, il se sentit gêné à l'épigastre. Il présentait une teinte subictérique datant de 6 semaines et depuis une vingtaine de jours au moins son ventre se tuméfie lentement, progressivement. Oppression dans le décubitus horizontal. Pas de fièvre. Appétit légèrement diminué depuis un mois. Bien qu'il eût maigri, O... restait encore obèse. Sur une teinte subictérique générale on apercevait une éruption acnéique, violacée, du nez, du front, etc. Ventre gros, tendu, arrondi, ovoïde; dilatation des veines sous-cutanées abdominales peu considérable, mais manifeste. Pas ou très peu d'ascite. (La tension des parois abdominales et la distension des intestins en rendait l'examen difficile ou le résultat douteux.) Foie probablement gros; impossible d'apprécier ses limites inférieures par la palpation ou la percussion. La rate donnait une matité de 12 centimètres de longueur. Le pouls marquait 80 pulsations par minute. Le cœur avait une faible impulsion; on ne pouvait trouver exactement le choc précordial. A la percussion il détermine une matité de 5 cent. en carré. Les bruits étaient un peu sourds à la pointe et le long du bord droit du sternum; tendance un peu prononcée au bruit de galop. Poumons : sonorité normale sous les clavicules. Respiration normale. Au niveau du quart inférieur du poumon droit, on constatait une absence de vibration, de la matité, une absence de murmure vésiculaire et une faible égophonie. Les mêmes signes existaient au niveau de la partie correspondante du poumon gauche. Urines rares, d'une coloration rouge brun acajou, laissant déposer un sédiment rouge abondant.

Le 12. 72 pulsations. Même pouls régulier, mou. Mêmes dimensions du cœur. Le foie débordait les côtes, mais ne pouvait être délimité exactement. Le bord supérieur était au-dessus du mamelon; ascite ? T. 37° Pouls 64.

Le 13. Tension du ventre un peu augmentée. Forme moins globuleuse, plus aplatie. Ballonnement considérable. Peu d'ascite. Pas de constipation. Evacuations gazeuses abondantes. Au cœur pas de souffle; accentuation avec dédoublement non constant du deuxième bruit (à la fin de l'expiration et au commencement de l'inspiration). Pouls mou, très dépressible, régulier, 72 pulsations. Thorax : matité aux deux bases; à droite on entend des râles sous-crépitants fins, très superficiels. Pas d'égophonie. Urines très rares, extrêmement chargées d'urates, très sédimenteuses, tachant le linge en rouge, ne renfermant pas d'albumine.

Le 14. 72 pulsations. Pas de pouls veineux; l'affaissement de la jugulaire coïncidait avec le pouls radial. Tendance au galop épigastrique.

Le 23. L'ascite étant devenue très considérable, on pratiqua le ponction abdominale; il sortit 5 litres de liquide; l'écoulement s'arrêta pour reprendre après l'ablation de la canule. Après la ponction on sentait le foie dur déborder les côtes. Au cou, vestige du galop sous-sternal. Aucun accident.

Le 25. Nuit bonne, sommeil calme. Mieux notable. Diarrhée. Foie gros et dur.

Le 1er mars. Continuation du mieux; tension du ventre.

Le 12. Reproduction rapide de l'ascite.

Le 16. Une deuxième ponction donna issue à 8,100 grammes d'un liquide clair citrin. Après la ponction les battements de la pointe du cœur étaient peu perceptibles au niveau du cinquième espace intercostal. Cet organe mesurait 12 millimètres et demi au niveau du bord gauche du sternum.

Le 17. A la suite de la pontion, le malade se trouve soulagé. Quelques heures après cette opération, ayant mangé une tasse de chocolat, il fut pris de coliques et diarrhée, avec grand malaise. Cet état ne fut pas de longue durée; la nuit fut bonne. Le matin arrêt complet de la diarrhée.

Soir : très souffrant; très affaissé; coliques; diarrhée; ventre sensible.

Le 18. Très fatigué; face grippée abdominale; délire nocturne; ventre très sensible; diarrhée involontaire.

Le 19. Abattement excessif; cyanose; subdélirium; pouls sensible; bruits du cœur faibles, masqués en grande partie par la respiration. Au tiers inférieur de la poitrine, matité et gros râles crépitants. Application de 20 ventouses sèches sur le thorax. Mort à dix heures du soir.

Autopsie. — Cœur : poids 420 grammes; mensuration du diamètre de la base 13 centimètres; longueur du bord droit 16 centimètres. Plaques laiteuses à la face antérieure du ventricule droit. En ouvrant le cœur gauche on voyait le bord libre de la valvule mitrale manifestement épaissi. L'orifice mesurait 10 millimètres. Le ventricule gauche ne présentait point de dilatation appréciable. L'orifice tricuspide mesurait 12 centimètres. Poumons : adhérences anciennes. Congestion très intense à la base des deux poumons, surtout au poumon droit.

Reins : le droit pesait 124 grammes, le gauche 120 grammes. Pas d'adhérences de la capsule. Coloration un peu pâle.

Péritoine : traces de péritonite périhépatique ancienne. Dans quelques points du péritoine, il existait des fausses membranes récentes et une vascularisation prononcée. Liquide séro-purulent dans le cul-de-sac recto-vésical.

Foie : poids 2,000 grammes. Vésicule biliaire distendue par une bile verdâtre visqueuse. Point de calculs. Canaux biliaires dilatés. La surface était couverte de fines granulations, surtout le lobe droit. Pas d'adhérences avec les organes voisins. A la coupe, le foie paraît transformé en une substance fibreuse, au milieu de laquelle on voit de petits îlots, les uns jaunes, les autres verdâtres. Les veines sont largement béantes. On ne remarque point de canaux biliaires particulièrement dilatés dans l'épaisseur de l'organe.

L'examen histologique du foie a été fait par le Dr Du Castel, chef de laboratoire de la clinique de Necker.

Sur la coupe, à un faible grossissement, on constate que la dégénérescence graisseuse est très avancée. Les lobules sont très éloignés les uns des autres ; sur certains points ils ont conservé une forme arrondie et leurs bords sont nettement limités ; dans d'autres au contraire leur forme est tout à fait irrégulière, leurs bords crénelés, mal limités et leur intérieur envahi par le tissu de nouvelle formation. Tous les lobules présentent une pigmentation prononcée dont le maximum est toujours à la périphérie.

En examinant le tissu de nouvelle formation, à un fort grossissement, on constate qu'il est formé dans sa plus grande partie par du tissu fibreux déjà bien organisé, au milieu duquel on trouve des îlots de tissu embryonnaire irrégulièrement disséminés. Ce tissu est occupé par un réseau serré de canalicules biliaires présentant en général une couche unique, régulière, d'épithélium cubique. Dans quelques points, le réseau vasculaire paraît prendre plus d'importance que le réseau biliaire, et on voit alors, au milieu du tissu conjonctif, des capillaires volumineux dont la paroi ne présente pas d'altération notable et dont la cavité est remplie de globules sanguins.

Les amas de cellules embryonnaires sont généralement situés au voisinage des canaux biliaires; mais, dans quelques points, on en observe au pourtour des vaisseaux sanguins, sans que la coupe montre à ce niveau des canalicules biliaires.

Quelques lobules sont nettement circonscrits par une zone fibreuse déjà organisée; les cellules de leur surface sont aplaties; il n'existe point de prolongement manifeste du tissu conjonctif dans l'intervalle des cellules. La masse des cellules dans l'intérieur des lobules ne présente point d'écartement trop prononcé.

Dans d'autres points du foie, on rencontre des cellules hépatiques fortement pigmentées, entièrement séparées les unes des autres et perdues au milieu de la gangue conjonctive.

Entre ces deux extrêmes, des lobules complètement dissociés et des lobules nettement circonscrits, on rencontre toutes les variétés comme délimitation et envahissement par le tissu conjonctif. La cirrhose, en tous cas, reste monolobulaire.

Observation V (résumée).

(Présentée à la Société anatomique, juin 1875, par M. Pitres.)

Sp. Dominique, 33 ans, terrassier.

Pas de dysentérie, ni de fièvres intermittentes; pas de chancres ni de blennorrhagies. Père mort d'apoplexie à la suite d'excès alcooliques, mère morte suite de couches avec la jaunisse. Alcoolisme avéré.

A la fin de 1867 plaie de tête et fracture de bras consécutives à une chute; il était à l'hôpital depuis trois jours lorsqu'il devint jaune; à ce moment pas de douleur dans la région du foie. Il quitte l'hôpital avec un ictère intense qui depuis a toujours persisté.

Vers 1870 affaiblissement et amaigrissement progressifs, appétit irrégulier, alternatives de constipation. Il entrait quelques jours à l'hôpital, se reposait, puis reprenait ses travaux.

Symptômes de scorbut en 1871.

Son ventre a commencé à grossir en 1871 et a pris peu à peu un développement considérable.

A la fin de 1874, M. le professeur Béhier porta le diagnostic d'hépatite interstitielle hypertrophique. Le malade quitta l'Hôtel-Dieu en janvier 1875. Depuis cette époque, hémorrhagies par les gencives, œdème des membres inférieurs et enfin kérato-conjonctivite double; l'amaigrissement et la faiblesse ayant beaucoup augmenté, Sp... entre à l'hôpital le 17 avril 1875.

Etat actuel. Le malade est très amaigri; teinte ictérique de tout le tégument externe, de la face inférieure de la langue, des conjonctives; kérato-conjonctivite assez intense; région parotidienne du côté gauche légèrement tuméfiée par engorgement des ganglions de cette région; peau sèche, rugueuse; pendant deux ans prurit cutané très incommode.

Les membres inférieurs sont légèrement œdémateux; l'œdème date de trois mois; acné induré, disséminé.

Le ventre est volumineux, arrondi; sa circonférence à l'ombilic mesure 97 centimètres.

Les veines superficielles de l'abdomen sont très dilatées. A la percussion, sonorité dans la moitié antérieure du ventre; matité dans les flancs, formant une ligne de niveau qui se déplace par les changements de position du malade; sensation de flot assez obscure.

Le foie déborde les fausses côtes de 4 largeurs de doigt; il est lisse, dur; bord inférieur mince, tranchant et régulier.

Rate extrêmement volumineuse.

Sensations douloureuses spontanées dans les hypochondres; pas de douleur à la pression.

Appétit assez bien conservé; pesanteurs d'estomac après les repas; selles régulières, colorées; parfois de la diarrhée, jamais de mélœna.

Gencives saignantes et fongueuses.

Pouls large, régulier; cœur normal; souffle systolique au niveau de la deuxième articulation chondro-sternale.

Râles sous-crépitants à la base des deux poumons. T. 36, 5.

Les urines sont d'un vert foncé; réactions caractéristiques de la présence du pigment biliaire.

Globules blancs en quantité normale dans le sang.

9 mai. Le malade est beaucoup plus souffrant: diarrhée de-

puis plusieurs jours, appétit nul, soif vive. Permanence de l'œdème des membres inférieurs. Augmentation de volume du ventre qui est dur, tendu, difficile à explorer (circonf. 1 mètre). Veines abdominales très dilatées. Furoncles sur la joue droite. T. 36°8.

Le 11. Rétention d'urine pendant vingt-quatre heures qui ne se reproduit pas.

Le 16. Hémorrhagie par un des furoncles de la face ; il n'y a plus de diarrhée ; ventre très tendu (circonf. 1m08) ; il n'y a de sonorité qu'à l'épigastre ; flot ascitique très net.

Le 18. Ponction qui donne issue à 5 litres de liquide séreux foncé, très albumineux et renfermant des matières colorantes de la bile. Après la ponction, le foie paraît avoir diminué notablement de volume.

Le 20. Le malade ne mange plus ; traits altérés ; le liquide se reproduit très rapidement ; ictère toujours très intense ; conjonctives rouges ; cornées dépolies et ulcérées.

Le 22. Deuxième ponction ; on retire de nouveau 5 litres ; état général très grave ; diarrhée incoercible : saignement continuel des gencives.

Le 28. Nouvelle ponction. Mort le 29 à 11 heures du soir.

Autopsie. — A l'ouverture du ventre, il s'écoule environ 3 litres de sérosité ascitique ; le péritoine ne présente pas la moindre trace d'inflammation ; il est lisse, poli, le mésentère est œdémateux.

Le foie est hypertrophié ; il pèse 2,200 gr. ; sur sa face convexe on voit une mince lamelle pseudo-membraneuse ; la sur face est légèrement granuleuse ; sa coloration est d'un vert bronzé assez foncé ; sa consistance est augmentée ; il est difficile d'enfoncer le doigt dans son tissu.

Sur la coupe on distingue un réseau de travées conjonctives grisâtres, dans les mailles duquel sont contenus les lobules hépatiques. Ceux-ci sont petits : ils ne mesurent pas plus d'un millimètre de diamètre et font sur la coupe une légère saillie. Les canaux biliaires intra-hépatiques paraissent sains ; ils ne sont pas dilatés. Les canaux biliaires extra-hépatiques sont parfaitement perméables. La vésicule biliaire très dilatée (13 cm. de long sur 6 de large) contient un mucus blanc, filant, onctueux ; elle ne renferme pas de calculs ; la muqueuse est jaunâtre, un peu épaissie. Dans le hile du foie on trouve un grand nombre de ganglions augmentés de volume. La veine porte et ses principales divisions sont libres et paraissent tout à fait saines.

Rate volumineuse : poid 1300 gr.

Estomac, intestins et pancréas normaux. Les reins se décortiquent facilement ; anémie de leur substance.

Rien aux poumons. Cœur mou ; muscle friable, de couleur feuille morte; état fenêtré du bord libre des valvules sigmoïdes de l'aorte. Rien du côté de l'encéphale.

L'examen histologique du foie a donné les résultats suivants : sur des coupes pratiquées après durcissement, colorés au picrocarminate d'ammoniaque et montées dans la glycérine, on voit à un faible grossissement (oc. 1, obj. 1 Nachet) les lobules hépatiques colorés en jaune fauve et enveloppés par des lames épaisses de tissu conjonctif coloré en rose. Certains lobules sont tellement diminués de volume qu'ils ne mesurent pas plus de 1/4 de millim. de diamètre. Au contraire, les bandes conjonctives, qui occupent les espaces interlobulaires, mesurent jusqu'à un millim. d'épaisseur ; leurs bords sont très nettement découpés, et elles n'envoient pas de prolongements dans l'intérieur des lobules voisins. Les lésions présentent dans leur distribution une certaine uniformité, en ce sens que tous les lobules hépatiques sont diminués de volume et que tous les espaces interlobulaires sont à peu près également épaissis.

Pour étudier les détails de cette lésion, il faut employer un grossissement plus fort (obj. 3 ou 5, oc. 1 Nachet): on voit alors que les cellules hépatiques, serrées les unes contre les autres, sont petites et fortement granuleuses. Nulle part on n'y trouve de gouttelettes graisseuses. L'ouverture de la veine sus-hépatique n'est plus distincte au centre des lobules. On trouve au milieu des cellules de 4 à 20 corpuscules constitués probablement par des amas de pigment biliaire. Les espaces interlobulaires sont remplis par du tissu conjonctif fibrillaire dense, dans lequel sont infiltrés de loin en loin de petites cellules embryonnaires relativement peu nombreuses.

Il était intéressant de rechercher dans quel état se trouvaient les canaux biliaires.... « A cette époque, M. Pitres ayant recherché ce qu'étaient devenus les vaisseaux biliaires interlobulaires n'avait pas constaté leur multiplication. Mais un peu plus tard, en examinant de nouveau ses préparations devenues plus claires par le fait de la pénétration lente de la glycérine, il s'aperçut (et M. Charcot constata) que cette multiplication existe bien réellement. Dans la plupart des espaces, les canalicules biliaires sont abondants et forment de véritables réseaux ; mais ils sont difficiles à distinguer, n'étant plus représentés que par des cordons étroits, moniliformes, dans lesquels l'épithélium cubique n'est plus représenté que par quelques amas de granulations graisseuses. » (Charcot, Arch. de physiologie, 1876.)

On a pu s'assurer, en colorant quelques coupes avec le violet de méthylaniline, qu'il n'existait pas du tout de dégénérescence amyloïde.

M. Pitres conclut à une cirrhose hypertrophique; mais il ajoute : « il n'est pas sans intérêt de constater que la cirrhose était exclusivement périlobulaire.. »

Observation VI.

(Cornil, Arch. de physiol., 1874, obs. III.)

L..., Louis, âgé de 41 ans, ferblantier, entre à la Charité le 13 juin 1873, dans la salle Saint-Félix, où il est couché au nº 6.

Pas de maladie antérieure. Ce malade, qui a été soldat en Afrique, où il avait l'habitude de boire de l'eau-de-vie et de l'absinthe, prenait depuis longtemps tous les matins un petit verre d'eau-de-vie. Il ne s'enivrait jamais, nous dit-il.

Il a de l'ictère depuis huit mois, en même temps que des troubles digestifs; et depuis ce temps là son ventre est volumineux.

Etat actuel. — Le malade est un peu amaigri ; mais cependant il y a encore de l'embonpoint et les forces sont en partie conservées. L'ictère est extrêmement prononcé, verdâtre, bistré. La peau est chaude et le pouls donne 100 pulsations, bien que la température axillaire soit seulement de 37°.2

Le ventre est volumineux; épanchement ascitique assez considérable; la ligne de niveau du liquide, le malade étant couché sur le dos, suit une courbe à concavité supérieure passant un peu au-dessous de l'ombilic.

Au-dessus de cette ligne l'estomac et le gros intestin sont ballonnés.

Le foie est très gros. La matité du foie commence en haut immédiatement au-dessous du mamelon, au niveau de la troisième côte. Lorsque le malade est couché sur le dos, on ne sent pas le bord inférieur du foie à cause de la distension des parois abdominales; mais, après l'avoir fait coucher sur le côté gauche, on perçoit très facilement ce bord qui déborde de deux à trois travers de doigt les fausses côtes et qui se prolonge dans l'hypochondre gauche.

Rien de notable au cœur. Râles vibrants et sonores dans les poumons. Pas d'épanchement pleurétique. Les pieds et les jambes sont œdématiés.

14 juin. Temp. axill. 38°2.

Le 15. Le malade a rendu un peu de sang par le rectum. Les matières fécales sont d'une couleur vert foncé et elles nagent dans un liquide jaune verdâtre, biliaire, ce qui dénote une hypersécrétion et non une rétention de la bile. Les urines sont très chargées et contiennent une grande quantité de matière colorante biliaire : on y trouve beaucoup de cellules et des cylindres hyalins colorés en jaune par la bile. Il n'y a pas d'albumine.

Le 20. Le malade accuse un malaise plus grand que d'habitude. Le pouls est petit et fréquent, la température à 38°. Pas d'appétit. Douleur abdominale.

Il meurt le 21 à 7 heures du soir après avoir vomi des matières noires contenant du sang et en avoir rendu également par les selles.

Autopsie faite le 23 juin à 2 heures soir. — Coloration ictérique très foncée. Œdème assez considérable des extrémités inférieures. La cavité péritonéale contient une grande quantité de sérosité teintée en jaune par la bile. Dans ce liquide existent des flocons filamenteux jaunes de fibrine, et à la surface des intestins on voit des filaments pseudo-membraneux également jaune d'ocre. Ceux-ci, examinés de suite au microscope, se montrent composés par du tissu jeune et des cellules, comme des fausses membranes de péritonite hyperplastique, le tout infiltré par du pigment biliaire et des cristaux de biliverdine.

Les intestins, non adhérents les uns avec les autres, flottent à la surface du liquide épanché, où ils forment un paquet saillant. Le grand épiploon très gras, remonté, forme une masse épaisse au-dessous du colon transversé.

Le foie est augmenté de volume, très granuleux à la surface. Les granulations saillantes sont en général jaunes. Une section du foie montre que les granulations jaunes, constituées par les lobules hépatiques, sont séparées par des lignes blanches de tissu fibreux.

Le tissu hépathique est extrêmement dur et ne peut être enfoncé par le bout du doigt.

La vésicule biliaire contient de la bile qui a sa couleur normale.

La rate est très grosse et diffluente. L'estomac est normal sur presque toute son étendue, sauf en un point où il existe une injection très vive de la muqueuse. Le liquide qui y est contenu est de couleur brune et il contient du sang. Ce même liquide se retrouve dans le duodenum et le jejunum. Le gros intestin contient un liquide coloré en jaune par la bile.

Les reins sont infiltrés de matière colorante biliaire. Sur des coupes minces de la substance corticale, on voit des pigments biliaires et des cristaux de biliverdine dans les cellules épithéliales desquamées d'un certain nombre de tubuli. Ces cellules et des cylindres hyalins obstruent alors la lumière de ces canaux. Il y a aussi des granulations pigmentaires dans la trame fibreuse du rein. Les mêmes lésions s'observent dans les pyramides.

Les deux poumons sont congestionnés; le cœur est normal. La veine porte a été injectée avec du bleu de Prusse, soluble, mais incomplètement. Dès le début la matière injectée passe dans la paroi de la vésicule biliaire, dans les végétations fibreuses qui unissent le foie au diaphragme, et dans le tissu conjonctif nouveau qui sépare les îlots hépatiques. Toute la surface du foie s'injecte par conséquent très facilement. Il ne paraît pas au premier abord y avoir de végétations fines et villeuses à la surface du foie.

Un premier *examen histologique du foie* fait à l'état frais montre les cellules grosses remplies de grosses gouttes de graisse; la plupart d'entre elles, les cellules grasses et celles qui ne le sont pas, sont infiltrées de granulations jaunes, biliaires.

Le tissu conjonctif nouveau, très épais, qui sépare les îlots hépatiques est embryonnaire, composé de cellules généralement rondes, situées dans un tissu comjonctif fibrillaire.

La vésicule biliaire injectée présente le relief de ses plis très vascularisés, séparés par des cavités cupuliformes présentant des vaisseaux capillaires plus petits.

L'examen du foie, fait après son durcissement dans l'alcool absolu, montre que la matière à injection a pénétré dans les vaisseaux de la périphériedes îlots et dans l'intérieur d'un certain nombre d'entre eux. Le tissu conjonctif qui sépare les îlots est très épais. Les vaisseaux qui le traversent sont nombreux, sinueux, leur paroi régulière et rigide est formée par le tissu voisin; le tissu conjonctif est surtout embryonnaire. Dans ce tissu, lorsqu'il a été coloré par le carmin et traité par l'acide acétique, on voit un grand nombre de canaux biliaires avec leurs cellules colorées et caractéristiques. Les îlots sont en général conservés dans leur forme. Dans presque tous, toutes les cellules hépatiques sont en dégénérescence graisseuse. Le tissu conjonctif intralobulaire n'est pas épaissi. Les capillaires sont complètement remplis jusqu'à la veine centrale dans quelques-uns de ces îlots.

—Les observations qui suivent n'ont malheureusement pas été contrôlées par l'examen microscopique : elles sont donc moins complètes que les précédentes ; mais la succession et l'ensemble des symptômes nous autorisent à les présenter comme de bons exemples cliniques de cirrhoses mixtes : dans aucun de ces cas l'autopsie et l'examen microspique n'ont été assez concluants pour qu'il soit permis de rattacher ces formes prétendues anormales à l'un des types classiques de la sclérose du foie.

Observation VII.

(Extraite de la thèse de M. Stiépovich, obs. VI.)

Madeleine P..., âgée de 54 ans, marchande des quatre saisons, entrée le 3 février 1879 à l'hôpital Saint-Antoine, salle Sainte-Adélaïde, n° 24.

Antécédents. — Son père est mort à l'âge de 78 ans, sa mère à 75 ans. Elle possède trois frères et une sœur qui sont bien portants. Elle n'a jamais eu aucune maladie dans son enfance. Elle a été réglée à 12 ans et l'a toujours bien été depuis. Son mari est très bien portant, elle a eu 10 enfants dont 4 sont morts de convulsions. Elle habite depuis 28 ans une grande chambre bien aérée; elle se nourrit bien, mais surtout de poisson.

Elle avoue que, vu son métier qui est très fatigant, elle est dans la nécessité de boire plusieurs petits verres de boissons spiritueuses dans la journée, ainsi qu'une chopine à chaque repas. Elle présente du reste la plupart des signes d'une intoxication chronique : tremblement des doigts, tremblement fibrillaire de la lèvre supérieure, le jeu de la langue, cauchemars et pituites le matin en descendant du lit. Elle n'a ni crampes ni fourmillements aux membres. Elle a eu l'année dernière une douleur névralgique dans le bras droit. Vers à peu près la même époque, en apprenant la mort d'un de ses fils, elle fut prise d'un ictère qui ne l'a point quittée depuis. Depuis le mois de mars 1878, l'appétit continue à diminuer, elle accuse une sensation de pesanteur à l'épigastre. Elle dit avoir maigri considérablement. Depuis la même époque elle ressent des douleurs vives dans l'hypochondre droit et dans les régions lombaires. Cette douleur n'est pas lancinante, elle est presque continue.

Au mois de décembre dernier est survenue une ascite qui l'a fait entrer dans le service de M. Beaumetz où elle aurait été soumise à un régime lacté associé à l'eau de Vichy et à la suite duquel l'ascite avait disparu. Elle est sortie de l'hôpital le 25 décembre.

Etat actuel. — C'est une femme d'apparence assez robuste. Facies ictérique, mais pâle; les pommettes sont saillantes et le tissu cellulo-adipeux a disparu en grande partie. Les muqueuses sont décolorées. Il paraît que lorsqu'elle était dans le service de M. Beaumetz elle aurait vomi du sang rosé en plusieurs fois. L'ascite qui est considérable empêche l'exploration de la région épigastrique. Au pourtour de l'ombilic les veines superficielles sont dilatées. Douleur assez vive au niveau de la rate. Il est impossible de limiter la matité splénique qui semble cependant accrue. La matité hépatique est remontée. La percussion de cette région est très douloureuse. Le foie ne déborde pas les fausses côtes et semble au contraire atrophié. Il n'y a pas d'irrégularités appréciables.

La constipation est habituelle chez la malade; elle dit en outre que ses matières fécales sont blanchâtres, terreuses et comme de la graisse. Elle urine très peu; la semaine dernière elle aurait uriné du sang en assez grande quantité.

La malade a une toux fréquente, et l'on constate de nombreux râles disséminés dans les deux poumons. A la base du poumon gauche il existe en outre quelques frottements pleuraux, à cet endroit la matité est légère.

Au cœur, souffle doux à la base.

Il n'existe pas d'œdème aux malléoles.

Les membres inférieurs sont amaigris, la peau est sèche, décolorée.

4 février au soir. T. axil. 37°2.

Elle n'a point eu d'épistaxis.

Le 18. Douleurs assez vives dans la région lombaire et le côté droit, ainsi que dans la partie inférieure de l'abdomen. Frictions au baume tranquille. L'ictère s'accentue de plus en plus. Une injection de morphine.

Le 19. Depuis hier, la malade est dans l'immobilité absolue. Respiration fréquente, légèrement stertoreuse. Peu de réaction au pincement et à la piqûre. Rien au poumon. Le bras et la jambe soulevés retombent. Les pupilles sont dilatées, insensibles. La malade ne répond pas aux questions qu'on lui pose. T. axil. le soir 37°.

Le 20. Le stertor continue, la respiration est bruyante, des mucosités purulentes sortent constamment de la bouche. Ictère très prononcé. Insensibilité complète de la malade, les quatre membres sont paralysés. Pouls rapide et fort. Incontinence des matières fécales et de l'urine. Le liquide ascitique est augmenté considérablement. La malade meurt dans la nuit.

Autopsie. — On constate un peu d'œdème des membres inférieurs; il existe une dilatation assez prononcée des veines superficielles de la paroi abdominale.

A l'ouverture du corps, il s'écoule une grande quantité de liquide citrin, environ 10 litres. Les appendices épiploïques sont chargés de graisse; il en est de même du mésentère et du grand épiploon. Les intestins sont comme lavés par le liquide abdominal, et présentent de plus une injection vasculaire et un épaississement de leurs tuniques très notable.

L'estomac, de larges dimensions, est recouvert d'un mucus épais; sa muqueuse est injectée. Ses glandes font saillie à la région du pylore.

Le foie pèse 1,320 grammes, il est diminué de volume. Cet organe est très fortement pigmenté à sa surface, qui offre des granulations fines, miliaires ou lenticulaires, également réparties sur les deux lobes. Extrêmement dur à la pression, il ne se laisse pas entamer. A la coupe, mêmes granulations qu'à la surface réparties dans un tissu vascularisé, marbré.

Adhérences multiples de la rate au diaphragme. Congestion et augmentation de volume de cet organe qui a une forme arrondie et près de 3 décimètres dans sa longueur. Coloration brune. Points blanchâtres constitués par les glomérules assez fermes.

Reins congestionnés assez fermes.

Cœur chargé de graisse. Le muscle est d'une couleur jaunâtre, friable, stéatosé. Les cavités sont larges. Le cœur gauche, sous l'endocarde, présente quelques taches ecchymotiques. La valvule mitrale, les valvules aortiques et l'aorte elle-même présentent des taches jaunes, peu saillantes, manifestement graisseuses.

Les méninges crâniennes sont molles, opalines à la convexité de l'encéphale, où les corpuscules de Pacchioni sont très nombreux. Le cerveau, à la coupe, présente un pointillé dû à la dilatation vasculaire.

Les poumons sont congestionnés à leur base principalement. Le poumon droit en arrière présente de larges extravasations sanguines. Absence de pneumonie.

Le pancréas est induré.

Utérus sain.

Comme particularité notable, *absence complète de liquide biliaire dans la vésicule*. Il existe bien un liquide décoloré; mais le réactif de Pettenkofer n'avait révélé aucune trace de pigment biliaire.

Observation VIII.

(Présentée à la Société anatomique, janvier 1876, par Butruille, externe des hôpitaux.)

S... (Louis), 48 ans, peintre, entre à la Charité, salle Saint-Charles, n° 2 (service de M. le professeur G. Sée), le 9 janvier 1876.

A part une fièvre typhoïde, il a toujours été bien portant, il affirme n'avoir jamais eu de rhumatismes.

Il y a cinq ans, tourmenté par des revers de fortune, il s'adonna aux boissons alcooliques et principalement à l'absinthe. Peu de temps après, en 1870, au commencement du siège, sans douleur, sans autre cause apparente pour lui que ses ennuis de commerce, il eut une jaunisse très intense; mais il ne perdit pas l'appétit, n'éprouva ni points de côté ni maux d'estomac.

Cette jaunisse dura trois mois et parut céder à l'usage de purgatifs fréquemment répétés.

Vers la fin du siège, alors qu'il présentait encore une légère teinte subictérique, S..., fut pris d'œdème des extrémités, puis survint un peu d'ascite; mais la jaunisse ne reparut pas davantage; perte d'appétit, grandes oppressions, mais peu de fièvre. Son médecin lui fit prendre plusieurs purgatifs et l'œdème disparut complètement. Puis, comme il était très anémié, il fut soumis à un traitement par la viande crue et le fer. Depuis lors teinte ictérique légère, mais persistante; deux ou trois fois la jaunisse a reparu avec un peu plus d'intensité.

Il y a deux mois, l'œdème des jambes reparut, puis l'ascite, qui cette fois fut plus marquée que l'œdème des membres inférieurs. En même temps l'ictère présenta une légère exacerbation; le malade fut pris d'une toux intense qui persiste encore aujourd'hui, Cette toux provoque quelquefois des vomissements après le repas. Urines brunes.

Il y a huit jours, nouvelle aggravation des symptômes : ictère plus marqué, œdème exagéré, toux insupportable, oppression augmentée. Le malade est forcé de garder le lit. Vésicatoires, tisanes diurétiques. Jusqu'ici son médecin n'a jamais rien constaté au cœur.

Le 10 janvier. A la visite du matin, il est couché sur le dos et peut à peine remuer tant l'hydropisie est intense; mais ce qui frappe tout d'abord est l'ictère très prononcé : les conjonctives, la muqueuse sublinguale, la peau elle-même présente une teinte jaune très accusée.

Les membres sont très œdématiés, le malade peut à peine remuer les jambes; le scrotum est envahi par l'œdème, la peau qui le recouvre est très distendue. Le ventre très volumineux offre tous les signes d'une ascite considérable; il est peu douloureux à la pression. L'oppression est très marquée; elle empêche le malade de parler. Signes physiques. Les poumons présentent des râles sonores et sibilants dans toute leur étendue. Le cœur n'est pas hypertrophié; on entend à la pointe et au premier temps un bruit de souffle qui s'étend jusqu'au second bruit du cœur.

La percussion du foie loin de dénoter une augmentation dans le volume de cet organe permet de constater qu'il est légèrement diminué de volume; de plus le palper permet de sentir sous la dernière côte des bosselures sur le bord antérieur du foie. L'ascite rend impossible l'exploration de la rate.

Le 12. Augmentation de l'ascite et principalement de l'œdème du scrotum; la peau de la verge présente au niveau du frein l'aspect d'une vésicule distendue par le liquide. Régime lacté.

Le 16 et 17. L'œdème et l'hydropisie augmentent toujours. Le malade est abattu et surtout très oppressé. Régime lacté. 20 grammes d'eau de vie allemande.

Le 18. Dyspnée intense; l'œdème du scrotum a un peu diminué; il y a également beaucoup moins d'ascite. Le souffle de la pointe a conservé les mêmes caractères.

Le 19. Nouvelle augmentation de l'œdème. Dyspnée. Le malade meurt le soir à sept heures et demie.

Autopsie. — L'ouverture de l'abdomen donne issue à une grande quantité de sérosité; il y a également un peu de liquide dans la plèvre droite.

Appareil pulmonaire. — Les poumons congestionnés présentent quelques noyaux d'hémorrgahie mal limités et, sous la plèvre, des points ecchymotiques surtout au bord postérieur.

Cœur. — Pas ou très peu de liquide dans la péricarde. Le cœur est extrêmement flasque et aplati ; le diamètre transversal mesure 12 centimètres ; de la base à la pointe 11 centimètres. Paroi du ventricule gauche, 10 à 12 millimètres. Paroi du ventricule droit, 6 millimètres. L'orifice tricuspide admet trois doigts jusqu'à la deuxième phalange; la valvule est suffisante, elle mesure 9 1/2 à 10 centimètres; cette valvule présente seulement un léger épaississement du bord libre. L'orifice aortique mesure 7 centimètres et présente des valvuves suffisantes; sur l'une de celles-ci on remarque un épaississement du nodule. L'orifice pulmonaire mesure 7 cent. 1/2. Les valvuves sont saines. Le muscle cardiaque est pâle, ramolli et comme infiltré. Les fibres musculaires examinées au microscope sont très friables et, ne peuvent être dissociées ; on trouve seulement de petits fragments ; ces fibres musculaires sont d'ailleurs à peine un peu graisseuses et les striations se voient assez bien. En somme l'altération du muscle cardiaque est peu marquée et caractérisée surtout par la friabilité des fibres.

Le foie est petit, mais la diminution porte surtout sur le lobe droit ; au contraire le lobe gauche est légèrement augmenté de volume. Dimension transversale 24 centim. dont 11 pour le lobe droit et 13 pour le lobe gauche. On retrouve les mêmes différences pour les dimensions en hauteur, c'est-à-dire 15 centim. pour le lobe gauche, 12 et demi pour le lobe droit. La coloration du foie est également modifiée : à côté de parties grisâtres on remarque de petites travées blanches. La surface extérieure présente des bosselures ; on y remarque en effet un grand nombre de lobules dont le volume varie depuis celui d'une noisette jusqu'à celui d'un marron. Entre ces lobules et dépendant de la capsule du foie apparaissent, surtout à droite, une grande quantité de granulations grises très fines.

La vésicule biliaire ne contient que du mucus; elle est également épaissie et présente à l'extérieur un aspect blanchâtre. Les conduits biliaires sont libres; on trouve un petit ganglion qui peut être comprimait les vaisseaux excréteurs(?); néanmoins il n'est pas très volumineux, il a le volume d'une petite noisette. (M. Sevestre fait constater que ce petit ganglion ne pouvait exercer une compression sérieuse et qu'il n'y a pas d'obstacle au cours de la bile.)

La rate a un volume énorme. Son diamètre vertical est de 20 centim. Son diamètre antéro-postérieur de 14 centim. La capsule de la rate est épaissie surtout à sa partie supérieure, le tissu splénique est mollasse, mais non congestionné.

Les reins sont légèrement graisseux.

Observation IX.

(Extraite de la thèse de M. Surre, obs. XVI, communiquée par M. Homolle.)

X..., âgé de 34 ans, menuisier, entra à l'hôpital Lariboisière, dans le service de M. Guyot, le 14 du mois de février de l'année 1872.

Il était maigre, ses yeux excavés, la face et ses conjonctives présentaient une teinte ictérique, son ventre tuméfié était le siège d'une ascite considérable, les parois abdominales étaient sillonnées par un réseau veineux dilaté. Il n'existait aucune douleur dans la région du foie; cet organe qui ne remontait pas au-dessus de la limite normale ne pouvait être délimité au niveau de son bord antérieur. La rate était augmentée de volume. Le malade n'accusait aucune maladie antérieure. Pas d'ictère antérieur, pas de rhumatisme, pas de syphilis. Un abcès siégeant sur un membre avait seul nécessité un court séjour à l'hôpital. Il se trouvait dans de bonnes conditions hygiéniques, se nourrissait bien, buvait en moyenne deux litres de vin par jour et tombait assez souvent en état d'ivresse, jamais de délire. L'ictère actuel peu prononcé datait de deux ou trois mois;

l'appétit était conservé, quelques vomissements le matin, pas de diarrhée. L'amaigrissement datait de deux mois, dès ce moment les forces avaient diminué à un tel point que le malade ne pouvait plus travailler depuis quinze jours. Depuis six semaines il survenait de la fièvre le soir, il y avait de l'œdème des membres inférieurs et une ascite considérable déterminait de l'oppression, toux légère, quelques épistaxis.

Le 15. L'ictère était plus intense, pas de céphalalgie, pas d'hémorrhagie, le pouls marquait 76 pulsations. L'artère radiale était noueuse, dure. A l'auscultation du cœur on entendait, au niveau de la base, un souffle rude correspondant au premier temps.

Les 16, 19 et 20, épistaxis abondantes.

Le 5 du mois suivant, le malade était levé et accusait un vif appétit.

Le 6. Fièvre, nuit agitée.

Le 7 au matin. 100 pulsations ; on ponctionna l'abdomen et on retira 5 litres environ d'un liquide coloré par le pigment biliaire. Le malade éprouva un grand soulagement. Le soir, le pouls battait 108 fois par minute, la peau était chaude, X..., n'éprouvait aucun malaise et accusait de l'appétit.

Le 8 au soir. T. 39,4; pas de douleur. Il s'écoulait par la plaie faite avec le trocart un liquide assez abondant, jaune, à reflet verdâtre, dans lequel les réactifs permettaient de constater la présence de biliverdine.

Le foie était volumineux, son bord antérieur dépassait de trois travers de doigt le bord inférieur des fausses côtes, il était dur et présentait quelques bosselures peu saillantes.

Le 9 au soir. Le pouls était plein, vibrant ; 112 pulsations, appétit prononcé, pas de nausées, plus de dégoût pour aucun aliment, pas de mauvais goût dans la bouche.

Le 12. La peau était peu chaude, pas de céphalalgie, pas d'épistaxis. L'écoulement fut arrêté par une rondelle d'amadou.

Le 13. Coliques toute la nuit. 108 pulsations, T. 39, quelques frissons, appétit conservé. L'urine était rouge acajou, sans reflet verdâtre ; traitée par l'acide nitrique, elle donne une coloration brun pourpre sans trace de réaction biliverdique, elle devient limpide à la chaleur par dissolution des flocons précipités par l'acide nitrique.

Le 14. Peau chaude. 116 pulsations, amaigrissement notable appétit conservé, deux selles diarrhéiques. Ecoulement continu d'une petite quantité de liquide.

Le 15 au soir. 104 pulsations, 5 selles diarrhéiques noires.

Le 16. 116 pulsations, peau chaude, diarrhée très diminuée, appétit toujours conservé.

Le 23. Ecoulement suspendu. Soir, 100 pulsations.

Le 25. 108 pulsations, réapparition de la diarrhée.

Le 27. Météorisme stomacal ; on prescrit du lait, de la camomille et de l'eau chaude.

Le 28. Fièvre, liquide ascitique très abondant, météorisme stomacal et dyspnée, pas d'appétit.

Le 30. Deuxième ponction abdominale, issue de 5 litres d'un liquide citrin, limpide. La palpation pratiquée immédiatement après la paracentèse abdominale fit reconnaître une augmentation de volume du foie. Le bord antérieur dépassait à peine les fausses côte à la vérité, mais il était extrêmement épais. La dureté de l'organe semblait considérable. A l'épigastre on sentait deux masses séparées par une dépression profonde dure, de forme ovoïde, se continuant avec la masse générale du foie, mais ne constituant pas de noyaux sphériques, isolés, semblables à ceux du cancer (diagnostic de quelques médecins).

Le 31 au soir. T, 37,6.

Le 1 au soir. 128 pulsations, hoquet, ondulation de la région précordiale, bruit de souffle à la base et au premier temps, pas de dédoublement du second bruit.

Le 5. Fièvre, liquide ascitique complètement reproduit.

Le 6. Erysipèle phlegmoneux de la face débutant par le nez, fièvre, diarrhée.

Le 8. Phlegmon de la paupière supérieure droite.

Le 9. 136 pulsations, œdème de toute la face, état d'abattement profond, délire.

Le 10. Etat comateux. Mort pendant la visite.

A l'ouverture de l'abdomen, il s'écoula une quantité considérable (10 litres environ) de sérosité teinte par la matière colorante de la bile (couleur de bière). Pas de péritonite. Le cœur était mou, un peu graisseux.

Les poumons présentaient, au niveau des deux bases, de la splénisation, de l'atélectasie. Le foie était très gros, extrêmement dense, dur, d'une coloration grisâtre à l'intérieur. Sa surface était granuleuse à granulations grosses comme de très petits pois. Au niveau de la moitié du creux épigastrique, le ligament suspenseur séparait les deux lobes par une dépression profonde : à droite et à gauche le bord antérieur du foie formait une saillie ovoïde continue avec la masse de l'organe, et rendant parfaitement compte de la sensation éprouvée pendant la vie. Dans le reste de son étendue, ce bord était excessivement épais, égal, sans bosselures considérables. A la coupe, le tissu était très dense, d'une couleur jaune pâle citrin, tachée de points verdâtres, à reflets un peu luisants. Dans le lobe gauche, la lésion était moins avancée, le tissu était roux, entrecoupé d'un réseau de lignes jaune pâle plus luisantes. Le foie n'était pas amyloïde. La rate était énorme, non cirrhosée. Les reins présentaient une substance corticale pâle : les pyramides étaient injectées.

Observation X.

(Extraite des Etudes médicales de MM. Lecorché et Talamon.)

G..., âgé de 28 ans, entré le 7 juillet 1879. — Pas de syphilis, aucune maladie ; excès de boissons pendant plusieurs années. Le début de la maladie paraît remonter à six mois seulement. A cette époque l'appétit devint irrégulier; il restait huit à dix jours, mangeant à peine, puis retrouvait un peu d'appétit ; sa femme lui fit remarquer qu'il avait les yeux jaunes; pas d'autres symptômes pendant plusieurs mois ; il perdait rapidement ses forces. Il y a six semaines il alla consulter à Lariboisière pour une toux d'irritation ; on lui dit qu'il avait une bronchite chronique ; le ventre était déjà tuméfié à ce moment ; on lui ordonna un thapsia et du sirop diacode. La toux cessa au bout de quelques jours; mais le malade resta oppressé; l'oppression a surtout augmenté depuis trois semaines. Il y a trois jours les jambes ont commencé à enfler, la dyspnée est devenue excessive.

État actuel. — Facies hépatique ; teinte jaune diffuse avec coloration plus foncée des joues qui sont sillonnées de quelques veinosités bleuâtres, conjonctives ictériques ; le reste du corps présente une légère couleur subictérique.

Œdème considérable des jambes remontant jusqu'aux cuisses. Ventre énormément tuméfié ; 108 centimètres de circonférence à l'ombilic ; sillonné de veines bleuâtres, flexueuses, qui s'étendent longitudinalement du thorax aux parties inférieures de l'abdomen. Fluctuation ascitique franche, par une simple pichenette sensation du flot. Matité de toute la moitié inférieure ; sonorité exagérée dans la partie supérieure gauche. En déprimant légèrement la paroi abdominale au niveau de l'hypochondre droit, on arrive sur une surface dure, lisse, résistante, doulou reuse, qui est nettement le foie ; on délimite facilement le bord inférieur, qui descend jusqu'à l'ombilic ; il est impossible de percuter le foie, la dyspnée est trop considérable.

Langue et lèvres sèches ; la langue est d'un rouge vif, fendillée en divers sens, ayant au toucher la sécheresse collante de la fièvre typhoïde. Elle est ainsi depuis plus d'un mois, d'après le malade qui se plaint beaucoup de cette sécheresse.

Pas de saignement des gencives, ni d'épistaxis.

Pas de vomissements, il est au régime lacté depuis quelque temps. Selles grisâtres, moulées. Pendant cinq à six jours il a rendu du sang rouge par l'anus, il y a environ un mois, la valeur d'un verre après chaque selle. Pas d'hémorrhoïdes externes.

Pas de toux, dyspnée extrême, surtout depuis trois jours.

Parole haletante, entrecoupée ; ne peut respirer qu'en restant couché sur le côté droit. Matité absolue en avant et en arrière de tout le côté droit du thorax ; sonorité normale à gauche. Les vibrations vocales sont diminuées à droite, mais non complètement abolies. Souffle sec, aigre dans la base et l'aisselle, avec égophonie.

Respiration forte à gauche. — Battements du cœur précipités, tumultueux, affaiblis ; pas de souffle, ni de bruit anormal.

On retire de la plèvre droite par l'appareil Potain un litre de liquide jaunâtre, très coloré ; d. 1010 ; albumine et pigment biliaire par acide azotique ; l'albumine précipitée prend une teinte verte.

Les urines sont rares, foncées, couleur vin de Madère ; pas d'albumine. T. s. 39,6.

Le 8. Oppression moindre ; le foie mesure 24 centimètres sur la ligne mamelonnaire ; il occupe l'épigastre et dépasse à gauche la ligne médiane. T. m. 38,4.

Urines des 24 heures : q. 800 ; d. 1026 ; coul. ictérique. Urée 24.339 par litre ; total 19.471. Acide urique 1.842.

Pigment biliaire par l'acide nitrique, couleur vert-bouteille qui devient rapidement noirâtre ; l'acide chlorhydrique donne une couleur vert foncé. T. s. 40.

Le 9. Oppression très grande ; toux sèche ; extrémités violacées. T. m. 38,2. T. s. 40°.

Le 10. Epistaxis légère. Ponction abdominale : 4 litres de liquide jaune d'or ; d. 1812 ; albumine à flots se colorant en vert par l'acide nitrique. T. m. 38,6. T. s. 39.2.

Le 12. Selles sanglantes ; sang rouge, pur, en grande abondance, urines rares, chargées ; l'acide nitrique ne donne plus de couleur verte, mais une belle coloration rouge.

Le 13. Voix éteinte ; narines encroûtées de sang. Facies jaunâtre sillonnée de veinosités violettes ; conjonctives jaunes. Les selles sanglantes ont cessé.

Le 16. Epistaxis cette nuit assez abondante ; dyspnée extrême ; reste couché sur le côté droit ; œdème du bras droit. Aspect de l'asystolie cardiaque. T. m. 38,. T. s. 39,4.

Le 17. Le malade ne peut garder le décubitiu dorsal ; il reste assis dans un fauteuil. Pouls misérable ; battements du cœur faibles, irréguliers ; pas de souffle.

Mort dans cet état le 22 à 10 heures du matin.

Autopsie faite 24 heures après la mort. Le corps est déjà dans un état de putréfaction extrême, boursoufflé, ballonné, verdâtre. Tous les organes sont putréfiés, ramollis. Le foie est énorme et remplit toute la partie supérieure de l'abdomen jusque dans l'hypochondre gauche ; il pèse 3 kil. 200. Il est verdâtre, putréfié ; pas de calculs biliaires. La rate est volumineuse ; les reins sont diffluents. Le cœur est aplati, dilaté, imbibition cadavérique noirâtre de l'endocarde. Pas de lésions des valvules aortiques ou mitrales. Les poumons sont noirâtres ; adhérences fibrineuses, molles, du côté droit ; la plèvre droite contient encore plus d'un litre de liquide séro-fibrineux. « Bien que la putréfaction trop avancée du foie n'ait pas permis de faire l'examen histologique, nous ne croyons pas qu'on puisse considérer ce fait comme un exemple de cirrhose biliaire hypertrophique. L'hépatite existait évidemment aussi bien autour des radicules veineuses qu'autour des radicules biliaires ; il y avait donc hépatite diffuse et non pas hépatite systématique. » (Voir Et. Médic., p. 334).

Observation XI.

(Résumée d'une leçon clinique de M. le professeur Hardy.)

X... 53 ans, surmené, ayant eu, paraît-il, de grands chagrins, peut-être même adonné à l'alcoolisme (ce fait n'a pu être bien déterminé), avait toujours joui d'une santé satisfaisante, quand, il y a trois mois, il commença à éprouver du côté des fonctions digestives des troubles consistant dans une douleur assez vive à l'épigastre, des vomissements répétés et de la diarrhée. Au bout de quelques semaines, il s'aperçut que son ventre devenait plus volumineux et qu'en même temps une coloration jaune très accusée se manifestait du côté de la peau. D'autre part ses forces s'affaiblissaient rapidement ; il fut obligé de suspendre son travail et il entre à l'hôpital deux mois à peine après le début des premiers symptômes.

A ce moment on constate l'existence d'un ictère très prononcé; urines tantôt foncées, tantôt noires, suivant les moments de la journée, mais toujours recouvertes d'une mousse verdâtre; coloration vert bouteille très prononcée par l'acide nitrique, teinte jaune verdâtre par l'éther et le chloroforme; selles gris blanchâtres, décolorées.

A côté de l'ictère, on trouve une augmentation de volume du ventre très accusée : circonférence de l'abdomen prise au niveau de l'ombilic, 87 à 90 cent.; elle reste à peu près la même pendant toute la durée de la maladie; il y a évidemment de l'ascite : la ligne de matité se déplace par les changements de position du malade; fluctuation des plus nettes ; de plus, dilatation considérable des veines préabdominales, remontant jusqu'au thorax;

les veines hémorrhoïdales forment à l'anus un bourrelet variqueux extrêmement tranché.

La rate est volumineuse: 6 à 7 cent. dans le sens vertical et à peu près autant dans le sens horizontal.

Les vomissements, la diarrhée opiniâtre, qui sont survenus dès le début de l'affection, persistent et durent jusqu'à la fin.

Depuis quelques jours seulement, toux avec expectoration muco-purulente; râles sibilants et sous-crépitants dans toute l'étendue du poumon droit. Pouls un peu fréquent. Pas d'œdème des membres inférieurs.

Les forces diminuent rapidement, et le 2 février le malade finit par succomber; pendant son séjour à l'hôpital douleurs vives dans le ventre attribuées à quelque poussée de péritonite; on voit de plus survenir un œdème qui envahit tous les membres inférieurs; état cachectique de plus en plus accusé; mort sans complications ultimes.

Autopsie. — A l'ouverture de la cavité abdominale on trouve environ 5 litres de liquide citrin; traces de péritonite. Foie de volume à peu près normal : 1,500 gr. au plus; surface inégale; consistance notablement augmentée. Le pancréas dur, augmenté de volume, paraît comprimer les canaux biliaires qui sont considérablement distendus.

M. Hardy ajoute en concluant : « c'est donc un de ces faits dans lesquels les deux formes de la cirrhose se trouvent associées l'une à l'autre, un de ces *cas mixtes* qui se présentent de plus en plus fréquemment à l'observation du médecin. »

ETUDE HISTOLOGIQUE ET ANATOMO-PATHOLOGIQUE.

Nous allons entreprendre maintenant de justifier l'épithète de *cirrhoses mixtes* qui seule nous paraît convenir à ces diverses observations de cirrhoses.

Si nous nous reportons d'abord à l'examen histologique, sera-t-il possible de faire rentrer un seul de ces faits dans l'un des deux groupes que l'on a voulu établir ?

Ces divers exemples n'offrent-ils pas tous des caractères communs aux deux groupes ? Et alors quelle est la valeur des caractères distinctifs sur lesquels on fait reposer la classification proposée ?

Avant d'examiner ces divers points, rappelons en quelques mots les principes histologiques de cette classification :

Dans la cirrhose atrophique, la sclérose forme des anneaux (sclérose *annulaire*) qui circonscrivent, dès le début, un nombre plus ou moins considérable de lobules (sclérose *multilobulaire*) ; le tissu conjonctif a une tendance constante à la rétraction ; les lobules sont comprimés, mais non dissociés ; la cirrhose reste interlobulaire (sclérose *périlobulaire*).

Dans la cirrhose hypertrophique, la néoplasie conjonctive débute par les espaces interlobulaires où elle forme tout d'abord des îlots (sclérose *insulaire*) ; elle envahit d'emblée chaque lobule individuellement (sclérose *monolobulaire*) et le détruit en l'envahissant d'une façon systématique de sa périphérie vers son centre (sclérose *extra* et *intralobulaire*).

En se reportant maintenant aux faits qui précèdent, en étudiant chacun de ces caractères d'après nos observations, nous allons voir combien les résultats de nos examens microscopiques concordent peu avec les données précédentes, et alors il nous sera permis d'en mesurer et d'en discuter la rigueur scientifique.

Il est difficile de ne pas être frappé de la similitude parfaite qui existe à l'examen histologique entre nos deux premières observations : si, au point de vue microscopique, les résultats de l'examen diffèrent, si dans un cas nous constatons plutôt une augmentation de volume, dans l'autre une diminution, si le processus clinique a été quelque peu différent dans ces deux observations, au microscope nous retrouvons les mêmes lésions : même prolifération considérable de tissu conjonctif riche en éléments embryonnaires ; même envahissement diffus, inégal, irrégulier, de ce tissu embryonnaire, circonscrivant ou dissociant des lobules plus ou moins comprimés, étouffés ou dilacérés par la néoformation conjonctive ; ici annulaire et périlobulaire, sur d'autres points extra et intralobulaire, sur quelques points insulaire, à la fois mono et plurilobulaire. « L'aspect général est d'abord celui de la cirrhose atrophique » : cercles de tissu conjonctif enserrant les acini étranglés par cette prolifération périacineuse ; sur quelques points, pas de pénétration embryonnaire, mais un grand nombre de lobules sont pénétrés par la néoplasie ; quelques-uns sont échancrés à la périphérie seulement ; d'autres sont envahis jusqu'au centre ; d'autres partagés et désagrégés absolument : « sur ces points l'aspect est celui de la forme hypertrophique. » Les cellules sont de ce fait atrophiées, aplaties, formant des traînées irrégulières, ou tassées dans un lobule réduit à la moitié, au tiers de son volume ; les cellules graisseuses sont rares dans le second cas ; elles sont au contraire très nombreuses dans le premier, comme si un processus dégénératif ultime avait présidé à cette transformation. Sur aucune de nos coupes nous n'avons pu retrouver l'ombre d'une systématisation ; la sclérose a eu partout une allure des plus diffuses et des plus tumultueuses.

Les deux observations suivantes nous présentent la même irrégularité, la même diffusion dans l'envahissement du tissu conjonctif. Pour la première, nous constatons « que l'hyperplasie n'affecte pas de distribution régulière » ; faisceaux épais de tissu conjonctif, infiltrés de nombreux éléments lymphoïdes dans la zone corticale, limitant des îlots irréguliers de cellules hépatiques ; sur d'autres points les lobules sont dissociés et les cellules, colorées en jaune par la bile, disséminées çà et là dans le tissu de nouvelle formation ; en somme « sclérose diffuse du foie, atrophie et destruction d'un grand nombre de cellules hépatiques. »

Dans la seconde de ces observations, on retrouve un tissu fibreux déjà bien organisé, renfermant des îlots de tissu embryonnaire irrégulièrement disséminés ; certains lobules sont nettement circonscrits par cette zone fibreuse et il n'existe pas de prolongement manifeste dans l'intervalle des cellules ; dans d'autres points on rencontre des cellules fortement pigmentées, dissociées et perdues dans la gangue conjonctive : « entre ces deux extrêmes des lobules complètement dissociés et des lobules nettement circonscrits, on rencontre toutes les variétés comme délimitation et envahissement par le tissu conjonctif. »

Dans les observations V et VI nous ne retrouvons plus,

il est vrai, cette diffusion de la néoformation conjonctive ; celle-ci, dans chacune de ces observations, est constituée par des bandes épaisses de tissu fibrillaire dense, parsemé de cellules embryonnaires : mais ces dernières n'envoient pas de prolongements dans l'intérieur des lobules voisins ; le tissu conjonctif intralobulaire n'est pas épaissi. Le processus de la sclérose serait donc celui de la cirrhose atrophique ; et cependant, dans ces deux cas, on constate à l'autopsie une augmentation de volume du foie, qui pèse jusqu'à 2,200 gr. dans l'observation de M. Pitres ; dans ces deux cas, ainsi qu'il résulte de l'examen ultérieur de M. Charcot, il existe une multiplication considérable des canaux biliaires qui forment de véritables réseaux ; de telle sorte que MM. Pitres et Cornil voient là deux faits de cirrhose hypertrophique, tout en reconnaissant combien les résultats de l'examen histologique sont ici sur un point capital en désaccord avec les nouvelles théories ; ces deux observations nous paraissent appartenir aux cirrhoses mixtes, et de par les lésions anatomiques, et de par la marche clinique de la maladie ; nous reviendrons plus loin sur ce dernier point.

Ainsi cette distinction primordiale sur laquelle reposait la classification des cirrhoses est loin de présenter le caractère absolu qu'on avait cru pouvoir lui reconnaître.

L'envahissement du tissu fibreux est dans bien des cas des plus irréguliers ; annulaire et périlobulaire, la sclérose envahit peu à peu les lobules voisins, qui apparaissent, tantôt échancrés seulement par des travées embryonnaires, tantôt comme lacérés par une ou plusieurs épines de tissu nouveau ; sur certains points celui-ci s'épaissit, s'étale, forme de véritables plaques de sclérose insulaire ; il semble impossible d'admettre qu'une loi, qu'une règle quelconque ait présidé à cet envahissement.

Déjà, en posant les principes de la nouvelle nomenclature, MM. Charcot et Gombault (1) prévoient les objections futures : la cirrhose atrophique est périlobulaire ; « mais il peut arriver qu'à la longue et à la période ultime du processus la végétation conjonctive pénètre dans le lobule lui-même. » S'agit-il dans ce cas d'un fait réellement exceptionnel et terminal ? Nous ne le pensons pas, et un grand nombre de faits nouveaux paraissent venir confirmer cette manière de voir. Déjà Frerichs, Liebermeister, Rokitanski mentionnent cet envahissement intralobulaire. Brieger (2) affirme que dans ces cas de cirrhose alcoolique il ne s'agit point, comme on l'a cru, d'une production scléreuse uniquement périlobulaire. Litten, dans les Annales de la Charité de Berlin est plus affirmatif encore : « La division en sclérose annulaire ou multilobulaire, et insulaire ou unilobulaire, est purement schématique et ne se tient pas debout : quand on examine un grand nombre de foies cirrhotiques, notamment de vieille date, on voit que le tissu conjonctif ne suit aucune règle dans sa distribution et ne s'hyperplasie pas toujours suivant les mêmes voies, en quantités égales ; on ne pourra admettre davantage une hyperplasie inter et intra acineuse : le caractère donné par les auteurs français, notamment par MM. Charcot et Surre (nulle part la sclérose de Laënnec n'est intralobulaire), comme absolu dans la cirrhose alcoolique n'est au moins pas constant », et Litten rappelle un fait de Brieger, où l'on trouvait une néoformation conjonctive

(1) Loc. cit., p. 11, voy. plus haut.
(2) Loc. cit., p. 12, voy. pl. haut.

autour de la veine centrale et des prolongements rayonnants partant de ce point, fusant à travers l'acinus, séparant plusieurs séries linéaires de cellules et se réunissant enfin à d'autres fusées cellulaires venues de la périphérie.

MM. Kelsch et Wannebroucq, dans leur dernier travail (1), apportent des conclusions analogues ; pour ces auteurs, la proposition de Charcot est généralement applicable aux cas de cirrhose vulgaire; mais « cette disposition, si frappante au premier abord, est loin d'être absolue : en examinant les choses de plus près, on s'assure aisément qu'il n'y a pour ainsi dire pas un îlot de parenchyme, dont tel ou tel lobule ne soit envahi par la cirrhose, échancré par elle, pénétré parfois jusqu'à la veine centrale par un segment cunéiforme ou une arête effilée du tissu morbide... il ne s'agit pas là d'un fait accidentel ou ultime; nous l'avons relaté dans toutes les analyses de cirrhoses, assez nombreuses, que nous avons faites dans ces huit dernières années, et l'observation précédente (obs. III) nous permet d'affirmer qu'il se dessine dès les premières périodes du processus. »

D'autre part, nous relevons une observation de cirrhose atrophique, publiée par Ackermann (2), avec foie petit, ratatiné, granuleux, et sclérose périveineuse, où l'on ne retrouve sur le trajet des vaisseaux que des îlots fibreux de tissu sans investissement des acini voisins : ce fait, quoique très exceptionnel, est bien fait pour achever de ruiner les divisions nouvelles.

Enfin, dans bien des cas de cirrhose hypertrophique, la sclérose est loin d'affecter cette forme insulaire qui

(1) Loc. cit., p. 17.
(2) Loc. cit., p. 13.

devrait la caractériser; si elle se montre çà et là sous l'aspect de plaques irrégulières, poussant ses prolongements entre les lobules voisins, souvent aussi on la voit investir complètement les lobules; c'est ce qu'observe Litten dans 3 cas de cirrhose biliaire vraie : les acini apparaissent englobés, soit isolément, soit par groupes, dans le tissu scléreux et la sclérose paraît plutôt distribuée suivant le mode général annulaire. — Même disposition dans une observation de Kelsch et Wannebroucq, publiée dans les Archives.

Donc, sur ce premier point, exceptions nombreuses à la nomenclature des cirrhoses; extrême fréquence des lésions intermédiaires, et en présence de la rareté des cas types, cas réellement mixtes assez fréquemment observés.

Nous arrivons au second point de la classification anatomique; nous voulons parler du mode de production de la sclérose : la cirrhose atrophique a son point de départ dans une lésion du système porte (sclérose *veineuse*), la cirrhose hypertrophique est consécutive à une lésion des voies biliaires (sclérose *biliaire*); d'un côté phlébite et *périphlébite*, de l'autre angiocholite et *périangiocholite*.

Certes, cette distinction pathogénique se présentait avec un caractère de netteté qui devait entraîner rapidement la conviction ; l'opposition des deux formes ainsi formulée parut ingénieuse et fut acceptée d'abord presque sans discussion ; mais on s'aperçut bientôt qu'on avait cédé en cela à un entraînement irréfléchi et que la délimitation était plus ingénieuse que réelle.

Nous rappellerons brièvement le résultat de nos observations : Dans l'observation 1 nous trouvons les espaces interlobulaires élargis, épaissis et constitués par un tissu conjonctif formant de larges tractus parsemés et entourés d'un très grand nombre de cellules embryonnaires; les vaisseaux portes nous apparaissent au milieu de ce tissu, environnés par la prolifération conjonctive, sans être considérablement aplatis et déformés par elle; puis, autour de ces vaisseaux, les canalicules biliaires rampent au milieu des fibrilles et des cellules embryonnaires; peut-être la sclérose a-t-elle débuté par les vaisseaux portes, mais il est incontestable qu'une prolifération abondante s'est faite presque aussitôt autour des canaux biliaires. — L'observation II nous offre le même élargissement des espaces interlobulaires et, au milieu du tissu embryonnaire qui remplit ces espaces, rampent confondus vaisseaux sanguins et canalicules biliaires, sans qu'on puisse retrouver la moindre apparence de systématisation. — Dans l'observation IV nous lisons: « Les amas de cellules embryonnaires sont généralement situés au voisinage des canaux biliaires; mais, dans quelques points, on en observe au pourtour des vaisseaux sanguins, sans que la coupe montre à ce niveau de canalicules biliaires. Dans l'observation VI nous voyons les vaisseaux sillonner le tissu conjonctif interlobulaire: « ces vaisseaux sont nombreux, sinueux, leur paroi régulière et rigide est formée par le tissu voisin... dans ce tissu on voit un grand nombre de canaux biliaires avec leurs cellules colorées et caractéristiques. » Dans une observation de M. Vallin communiquée à la Société Médicale des hôpitaux (1), et sur laquelle nous aurons à revenir, l'examen histologique fait par M. Kelsch paraît établir que la distinction proposée « n'est point aussi rigoureuse qu'on pourrait le croire, car il est im-

(1) Union médicale, 1880.

possible de dire si la formation du tissu de granulation est plus marquée sur les canalicules biliaires que sur les vaisseaux sanguins. »

Nous n'insisterons pas sur une énumération qui pourrait paraître fastidieuse; en supposant un instant que la sclérose tire son origine d'une inflammation péricanaliculaire ou périveineuse, il est incontestable que bientôt, par le fait des progrès de la néoplasie, on n'aura dlus devant soi qu'un tissu fibrillaire, ne pouvant fournir que les renseignements les plus imparfaits sur l'origine de l'hyperplasie : nous ne voyons pas du reste ce qui pourrait s'opposer à la diffusion rapide de l'inflammation néoformative. Pourquoi d'ailleurs verrions-nous, alors que la phlegmasie a pour point de départ la périphlébite, le tissu scléreux entourer les lobules, les circonscrire de toutes parts sans les pénétrer et finalement déterminer leur atrophie, tandis que, dans les cas où un catarrhe angiocholique a été la lésion primitive et la source de la néoplasie, les lobules sont dissociés entre eux, puis, cellule à cellule, par une sclérose insulaire, intralobulaire et monolobulaire? Nous ne saisissons pas l'enchaînement de ces divers ordres d'altérations et ce rapprochement artificiel ne nous paraît pas constituer à chaque forme de cirrhose un processus spécial et une individualité propre.

Faut-il donc chercher ailleurs le principe d'une nouvelle systématisation? étant données une forme dite hypertrophique et une forme atrophique de la cirrhose, faut-il chercher dans un processus spécial d'évolution la raison d'être de cette classification? Une récente tentative a été faite dans ce sens par M. Ackermann en Allemagne (1); nous ne pouvons que résumer brièvement

(1) Loc. cit., p. 13.

les conclusions de son important travail. Ackermann constate, par des injections dans l'épaisseur d'un foie cirrhotique (cirrhose de Laënnec), en même temps que la raréfaction des vaisseaux portes, comme une multiplication du réseau artériel ; il en conclut qu'il se fait, par suite de la dégénérescence graisseuse des cellules marginales des lobules, une sorte d'irritation périphérique qui retentit sur les rameaux artériels : de là une périartérite qu'il faudrait substituer dans la pathogénie de la cirrhose vulgaire à la phlegmasie périveineuse. — Quant à la forme hypertrophique, ce ne serait plus dans les voies biliaires qu'il faudrait rechercher le point de départ de la sclérose, mais bien dans les branches veineuses inter et intralobulaires et surtout dans le système capillaire intermédiaire distendu et dilaté.

Déjà M. Hayem (Archives de physiologie, 1874) avait vu dans un cas de cirrhose hypertrophique une dilatation du réseau capillaire, sans y attacher du reste d'autre importance. MM. Richaud et Nicati, dans le travail cité plus haut (1), avaient pu constater, dans quelques cas de cirrhose biliaire, la part active prise par les vaisseaux dans la néoformation conjonctive, sans pouvoir préciser le rôle de ces altérations vasculaires.

Ackermann constate dans plusieurs cas de cirrhose hypertrophique un riche réseau vasculaire dans l'épaisseur du tissu fibreux néoformé ; par ce réseau il existe des communications faciles et persistantes entre le système porte et le système veineux intralobulaire ; ces communications seraient au contraire détruites dans la cirrhose de Laënnec. Quant à ce réseau vasculaire, il ne serait pas néoformé, mais représenterait simplement le

(1) Loc. cit., p. 14.

réseau capillaire intralobulaire avec cette différence que les mailles de celui-ci seraient maintenant envahies par le tissu scléreux substitué aux cellules hépatiques.

Ainsi donc dans la cirrhose atrophique, sclérose périartérielle, sclérose périveineuse et surtout péricapillaire dans la forme hypertrophique. Nous ne pouvons nous prononcer sur ces distinctions nouvelles qui appellent d'autres recherches ; nous ne leur ferons que ce reproche général de nous ramener aux systématisations absolues que nous condamnons dans les précédentes nomenclatures.

Revenons à la classification française qu'il nous a fallu laisser un instant de côté et abordons la discussion de ce dernier caractère distinctif, qui jusqu'ici a pu être considéré comme pathognomique de la cirrhose hypertrophique et au contraire complètement étranger à la cirrhose atrophique: nous voulons parler de la *néoformation des canalicules biliaires*. Nous abordons ici un point capital de cette discussion, car cette néoformation, considérée longtemps comme le caractère anatomique le plus important de la nouvelle division, était présentée comme un argument sans réplique en faveur de cette interprétation ; on faisait pivoter autour de cette lésion primordiale toutes les autres distinctions et sur le point de départ de la sclérose et sur le mode d'envahissement du tissu fibreux et sur le processus clinique de l'affection ; l'ictère si fréquent dans la cirrhose hypertrophique n'avait-il pas ici son substratum anatomique et n'était-ce pas là meilleur preuve de l'irritation primitive des canaux biliaires intra-hépatiques dans cette forme de la cirrhose? n'y avait-il pas dans ce fait comme une consécration de la division exposée plus haut : sclérose périveineuse, sclérose péricanaliculaire? Si, au contraire, il n'est plus possible de reconnaître à ce réseau de nouvelle formation la même signification, le même caractère d'individualisation, la distinction précédente tombe d'elle-même.

C'est dans l'atrophie jaune aiguë que la néoformation des canalicules biliaires a été pour la première fois mentionnée par M. Cornil, dans un travail des Archives de physiologie de 1872; d'un autre côté, Waldeyer, Klebs, Rindfleisch constataient ce développement anormal des canalicules; Thierfelder le figurait, en 1874, dans son Atlas d'anatomie pathologique. La même année parut dans les Archives un nouveau travail de M. Cornil : la néoformation des canalicules biliaires est étendue à la sclérose hépatique, mais les interprétations varient quant à son mode de production. Tandis que pour Klebs il s'agit d'anciennes cellules épithéliales altérées. Cornil, Hanot y voient une prolifération par extension des canaux interlobulaires; ceux-ci bourgeonnent sous une influence phlegmasique: ce bourgeonnement se produit librement dans le tissu conjonctif de la cirrhose hypertrophique par suite de son état embryonnaire, de son peu de tendance à la rétraction, enfin de sa grande vascularité; peut-être enfin faut-il admettre un refoulement de l'épithélium des canaux interlobulaires dans les canalicules intra-acineux normalement dépourvus de cellules épithéliales. MM. Charcot et Gombault, dans leur travail de 1876, évitent de se prononcer d'une façon absolue.

Quoi qu'il en soit de ces diverses théories, la multiplication du réseau interlobulaire procède directement de la phlegmasie biliaire interacineuse; la distinction en cirrhose veineuse et cirrhose biliaire trouve ici sa plus éclatante confirmation.

Mais, dès 1876, MM. Kelsch et Kiéner (1) reprennent cette interprétation ; déjà MM. Charcot et Gombault avaient admis, comme mode de production possible du nouveau réseau, une transformation sur place de l'épithélium glandulaire en épithélium biliaire; MM. Kelsch et Kiéner viennent appuyer de leurs recherches cette démonstration; d'après eux : « les colonnettes hépatiques à petites cellules, qu'on observe dans l'hépatite interstitielle, prennent naissance au sein des acini envahis par la cirrhose, et procèdent directement des trabécules hépatiques dont l'épithélium glandulaire se transforme en épithélium de revêtement : ces colonnettes ont tous les caractères de structure des canalicules biliaires, débouchent dans les conduits biliaires interlobulaires et doivent être considérées par conséquent comme appartenant au système excréteur de la bile. » Parmi ces canalicules, les uns se dilatent, les autres subissent l'atrophie graisseuse, les autres enfin sont le siège de proliférations très actives avec hypergenèse et accumulation des cellules épithéliales dans la lumière de leurs conduits : la transformation des tubes hépatiques en conduits excréteurs de la bile est, du reste, conforme à la pathologie générale des glandes enflammées et atrophiées par un processus sclérosique. En 1880, MM. Richaud et Nicati (2), donnant les résultats de leurs observations sur la cirrhose du lapin domestique, arrivent à des conclusions à peu près analogues sur ce point; ils admettent avec Kelsch et Kiéner que c'est au dépens des cellules hépatiques que se produit la néoformation ; mais tandis que, pour ces auteurs, il y a plutôt écartement des cel-

(1) Loc. cit., p. 14.
(2) Loc. cit., p. 14.

lules, pour MM. Richaud et Nicati une cellule centrale s'organise, se désagrège ensuite, et la lacune se creuse dans une masse protoplasmique pour donner naissance au tube glandulaire. — Quoi qu'il en soit, la classification des cirrhoses est atteinte de ce fait dans un de ses caractères essentiels ; la néoformation des canaux biliaires n'a plus comme substratum nécessaire l'angiocholite et la périangiocholite, et celle-ci ne constitue plus qu'une vue de l'esprit sans caractère anatomique fondamental. Si la cirrhose hypertrophique peut être considérée comme une condition favorable à la genèse du réseau biliaire, ou plutôt à sa constation, par son peu de tendance à la rétraction et à l'atrophie glandulaire, celle-ci peut exister dans toute sclérose intrahépatique, et, si on ne l'observe pas plus souvent dans la forme atrophique, c'est que les canalicules de nouvelle formation sont parfois étouffés à un degré plus avancé d'organisation par la prolifération conjonctive.

Les observations de multiplication des canaux biliaires, indépendamment de la cirrhose hypertrophique, sont aujourd'hui nombreuses ; déjà Wagner et Liebermeister avaient observé ce réseau canaliculaire dans plusieurs cas de cirrhose alcoolique, de lithiase biliaire, de néoplasme du foie et de foie cardiaque. W. Legg l'avait constaté dans un cas de kyste hydatique sans sclérose interstitielle. Cette altération est retrouvée par Friedlander dans un cas de syphilis hépatique ; enfin Brieger la décrit dans la cirrhose alcoolique, dans le foie muscade, la lithiase biliaire, la tuberculose du mésentère, la péritonite chronique et la péritonite tuberculeuse. Rob. Saundby l'observe dans un foie pesant 45 onces, mais il constate en même temps dans un cas absolument conforme à tous les cas de cirrhose biliaire l'absence de ce réseau néoformé ; W. Legg, dans un fait de cirrhose hypertrophique par occlusion du canal cholédoque, ne trouve pas davantage cette lésion, qui est donnée comme caractéristique de cette forme hypertrophique. Enfin Litten apporte un cas d'abcès du foie avec néoformation biliaire, et, s'appuyant sur les observations précédentes, conclut que cette néoformation est presque aussi fréquente que l'hyperplasie du tissu conjonctif elle-même.

Il suffit de se reporter aux observations qui font le sujet de notre travail pour voir que dans chacun de ces cas les canalicules biliaires sont dilatés et multipliés : ils apparaissent sous forme de boudins plus ou moins flexueux, suivant en général la direction des fusées de tissu conjonctif, réliés entre eux par des anastomoses nombreuses ; dans la plupart des observations, ils sont dilatés, étranglés et renflés par places ; parfois cependant ils sont déformés et aplatis par le tissu scléreux très serré qui les entoure, à tel point que dans l'observation de M. Pitres ils ont pu passer d'abord inaperçus.

Mais, dans tous les cas, leur multiplication paraît liée à l'évolution de la sclérose : que le foie soit petit ou volumineux, que la cirrhose soit inter et intralobulaire ou seulement périlobulaire, on retrouve constamment le réseau biliaire ; c'est donc là un caractère banal, sans aucune portée, qui ne peut être d'aucun secours dans la classification des cirrhoses.

— La distinction des scléroses du foie est-elle donc purement schématique? Ne repose-t-elle sur aucun caractère anatomique sérieux? Faut-il renoncer d'une façon absolue à la division proposée ? Nous nous garderons d'être aussi absolu dans nos conclusions. Si nous croyons pouvoir établir l'extrême fréquence des lésions à forme mixte, (et la discussion précédente, ainsi que les faits observés, nous paraissent justifier pleinement cette manière de voir), nous ne nions pas que, dans quelques cas, où les modalités cliniques semblent se prêter à la classification, se rapprocher des termes de l'ancienne nomenclature, il ne soit possible d'établir la différenciation des formes sur un processus anatomique spécial, ou tout au moins prépondérant dans chacune de ces formes. De nouvelles tentatives de délimitation ont été faites dans ce sens : c'est par l'analyse de ces derniers travaux que nous terminerons notre courte étude sur les altérations pathologiques de la cirrhose.

Déjà M. le professeur Charcot, dans une leçon faite à la Faculté de Médecine et publiée dans le Progrès Médical (1) sur les scléroses épithéliales, avait indiqué la réforme à introduire dans le classement des hépatites chroniques ; dans cette leçon, il montre qu'il faut faire une place à l'élément épithélial dans la néoformation des tissus de sclérose; il fait voir comment la cellule glandulaire peut intervenir dans le processus phlegmasique et faire place à un tissu nouveau embryonnaire qui sera la résultante de cette sclérose parenchymateuse; enfin, il fait intervenir ces nouvelles données dans la genèse des scléroses du foie. Voici quel serait le processus de cette évolution : « Les rangées de cellules hépatiques d'une même colonne sont remplacées successivement par des cellules épithéliales cubiques, semblables à celles qui existent à l'état normal dans les canaux interlobulaires; en même temps la colonne cellulaire, ou autrement dit la série des cellules cubiques qui désormais la

(1) Progrès médical, 1878, p. 81.

représente, diminue de diamètre, et, du même pas, il se forme autour d'elle une couche conjonctive embryonnaire plus ou moins épaisse qui la sépare des vaisseaux avec lesquels elle était autrefois en contact immédiat. Quand le processus est parvenu à son plus haut degré, ainsi que cela se voit quelquefois dans la cirrhose hypertrophique, on ne trouve plus dans l'aire du lobule, où s'est développée une gangue conjonctive luxuriante, qu'un réseau de canalicules semblables aux canalicules interlobulaires, qui s'est en quelque sorte substitué au réseau que forme à l'état normal l'anastomose des colonnes de cellules hépatiques. »

MM. Kelsch et Kiéner, dans leurs études sur le foie paludéen (1), aboutissent à des conclusions à peu près analogues : la cirrhose paludéenne est une cirrhose d'origine épithéliale; en 1880, dans une note publiée dans les Archives de physiologie (2), MM. Kelsch et Wannebroucq étendent cette interprétation à la cirrhose hypertrophique; dans cette affection, comme dans la cirrhose palustre, c'est à l'hyperplasie des éléments glandulaires et de l'endothélium capillaire qu'il faut rapporter, non seulement la néoformation du réseau canaliculé, mais la néoformation même du tissu fibreux. « La multiplication des cellules hépatiques, en produisant l'élargissement des trabécules, finit par en rompre la paroi propre, en même temps que les capillaires intermédiaires se trouvent peu à peu effacés; le contenu cellulaire devient alors libre, se désagrège et se répand en amas de cellules embryonnaires, entre lesquelles s'insinue une substance fondamentale hyaline :

(1) Archives de physiologie, 1878 et 1879.
(2) Loc. cit., p. 15.

un tissu conjonctif jeune est ainsi constitué aux dépens et à la place du parenchyme. »

L'ancienne classification est de ce fait complètement modifiée et renouvelée ; l'épithélium glandulaire devient, dans la forme hypertrophique, la principale source de la néoplasie conjonctive ; la cirrhose atrophique conserve seule le caractère de sclérose interstitielle. On voit que le rapprochement s'établit de lui-même entre le foie hypertrophique et le rein parenchymateux, entre le foie atrophique et le petit rein contracté.

Sans vouloir nous prononcer d'une façon catégorique sur ces nouvelles données, nous croyons toutefois qu'elles peuvent être adoptées dans leurs caractères essentiels : les deux formes d'hépatite chronique deviennent de ce fait acceptables dans leur expression la plus étendue. Toutefois, et c'est là un des caractères principaux de la division proposée, il ne faudrait pas accorder à ces deux principes de systématisation : sclérose interstitielle, sclérose parenchymateuse, un caractère absolu. Les deux formes ainsi individualisées se tiennent encore par bien des côtés communs : le tissu fibreux périvasculaire entre constamment en jeu dans la cirrhose épithéliale, et dans la cirrhose interstitielle le parenchyme n'est jamais entièrement passif. De telle sorte que MM. Kelsch et Wannebroucq, reprenant la question à un point de vue général, concluent à un processus inflammatoire constamment *mixte*, « où la différenciation des formes ne relève que de la prédominance de l'un ou l'autre facteur. »

L'extrême fréquence des *cirrhoses mixtes* nous semble ressortir d'une façon incontestable d'une telle conclusion : que la prédominance de l'un des deux éléments phlegmasiques, qui tous deux doivent entrer en jeu, cesse de s'accuser nettement, que les deux processus arrivent à évoluer côte à côte sans que l'un d'eux vienne caractériser franchement l'altération morbide, et l'on se trouvera en présence de *cirrhoses mixtes*, dont le caractère essentiellement mixte et mal défini ne pourra être sérieusement contesté.

Les derniers travaux sur la pathogénie des cirrhoses, en jetant sur la question un jour absolument nouveau, en étendant les principes de l'ancienne nomenclature, en lui retirant enfin son caractère absolu et exclusif, nous paraissent justifier pleinement les conclusions de ce travail.

Nous essaierons en terminant de résumer dans une vue d'ensemble les principaux caractères histologiques des cirrhoses mixtes.

Un caractère commun et dominant de ces formes intermédiaires, c'est tout d'abord l'extrême irrégularité avec laquelle procède l'hyperplasie conjonctive. Celle-ci semble débuter par les espaces portes qui peu à peu s'élargissent et s'épaississent par l'apport du tissu néoformé. Le mode de répartition de ce tissu est des moins uniformes : on le trouve distribué très inégalement sur les divers points de la préparation ; son développement ne paraît obéir à aucune règle, à aucun principe de systématisation : il apparaît ici sous forme de plaques irrégulières dont les prolongements étoilés s'insinuent entre les acini voisins ; là au contraire les lobules sont rapidement investis et bien vite circonscrits et enserrés par une ceinture complète du tissu fibreux ; entre ces termes extrêmes on observe les aspects les plus variés. Il est rare que les deux modes de distribution ne se rencontrent pas associés; toutefois c'est le mode annulaire qui paraît dominer le plus généralement; dans quelques cas l'aspect est de prime abord celui d'une sclérose périlobulaire. Ce tissu interlobulaire présente d'ordinaire, du moins à une période un peu avancée, deux zones assez nettement distinctes : une zone constituée par des faisceaux de fibres conjonctives arrivées à un degré assez élevé d'organisation, situés le plus souvent au voisinage des vaisseaux portes, une zone marginale, plus ou moins considérable, composée de fibrilles et de très nombreuses cellules embryonnaires. De jeunes vaisseaux serpentent à travers ce tissu qu'ils nourrissent ; celui-ci est de plus sillonné de nombreux canalicules biliaires néoformés, ramifiés et anastomosés, le plus souvent renflés et obstrués par les cellules épithéliales qui tapissaient leurs parois.

Dans la grande majorité des cas la néoplasie conjonctive ne reste pas limitée aux espaces portes ; à côté de l'élément interstitiel, l'élément parenchymateux intervient et toujours de la façon la plus irrégulière et la plus tumultueuse; les cellules glandulaires prolifèrent et font retour à l'état embryonnaire ; la sclérose épithéliale intralobulaire vient précipiter l'envahissement diffus de toute la glande : à une période assez avancée, on voit le lobule dissocié et bouleversé par le tissu embryonnaire, qui tantôt se présente sous forme d'épines ramifiées, tantôt infiltre de ses éléments diéséminés l'aire de l'acinus; au sein de ce tissu morbide apparaissent encore des groupes de cellules hépatiques isolées dont quelques-unes graisseuses, les autres déformées et atrophiées, des trabécules glandulaires déjetés et aplatis, des capillaires nombreux et des canalicules néoformés, dont on peut saisir parfois la continuité avec les colonnes cellulaires, et qui rampent dans tous les sens au sein du tissu nouveau. Dans quelques cas cette seconde phase du processus peut affecter une marche aiguë : nous reviendrons sur ces faits à propos de la marche et du diagnostic. Le plus souvent la sclérose interstitielle et parenchymateuse évoluent simultanément, ou la transformation de l'épithélium suit de près l'hyperplasie interstitielle du tissu fibreux.

Mais il ne faut pas oublier que le tableau sera parfois incomplet ; entre les deux types extrêmes il existe de nombreuses étapes à parcourir : selon que le processus est plus ou moins avancé, l'aspect des lésions doit nécessairement varier : de là, comme nous l'avons fait pressentir au début de cette étude, la difficulté de rendre dans une vue d'ensemble les formes histologiques des cirrhoses mixtes.

Il nous reste à traiter des lésions macroscopiques, de l'autopsie ; nous nous étendrons peu sur ce côté de la question qui nous semble secondaire.

Le plus grand nombre des altérations rencontrées à l'autopsie sont, pour ainsi dire, du domaine de toutes les formes de sclérose hépatique : cirrhose atrophique, cirrhose hypertrophique et cirrhoses mixtes ; elles ne présentent donc qu'un intérêt très relatif, surtout au point de vue de cette étude : parmi elles il faut ranger l'augmentation considérable du volume de la rate, la périsplénite et la périhépatite avec adhérences aux organes voisins ; ces lésions n'ont absolument rien de caractéristique et ont été rencontrées dans presque toutes nos observations. Dans toutes les autopsies, on a constaté la parfaite perméabilité des gros canaux biliaires; dans un cas il existait un petit ganglion sur le trajet du canal cholédoque, mais il a été reconnu qu'il ne pouvait exercer une compression sérieuse. La vésicule biliaire est épaissie et adhérente, et renferme une certaine quantité de liquide plus ou moins décoloré.

La surface du foie est le plus souvent granuleuse. Nous savons qu'on a voulu faire de l'aspect lisse et uni de la surface du foie un des caractères distinctifs de la cirrhose hypertrophique; la sclérose, procédant par îlots à prolongements étoilés, n'aurait pas cette tendance à la rétraction qui caractérise la forme atrophique et il serait possible à première vue de déterminer la nature de la lésion. Mais il suffit de se reporter à la plupart des observations de cirrhoses hypertrophiques types pour voir que dans presque tous les cas le foie présentait un semis de petites granulations, moins considérables, il est vrai, que dans la forme atrophique, mais n'étant, pour ainsi dire, que le premier terme de l'aspect granuleux observé dans ce dernier cas : le procès que nous avons fait au mode de répartition du tissu fibreux atteint du reste ce caractère distinctif : quoiqu'il en soit, le foie, dans nos observations, présente le plus souvent des granulations de volume variable, d'un grain de chénevis à un grain de millet. A la coupe, en même temps que la résistance au couteau, que la présence de tractus conjonctifs sillonnant la glande dans tous les sens, on constate le même aspect granuleux du parenchyme, moins accusé cependant dans la plupart des cas que dans la période confirmée de la cirrhose de Laënnec. La coloration est variable, le plus souvent jaunâtre ou jaune verdâtre. Tous ces caractères n'ont pas grande signification pris isolément; l'atrophie et l'hypertrophie de l'organe méritent seuls de nous arrêter. Nous traiterons longuement dans le chapitre suivant de cette diminution ou augmentation de volume dont on a fait un des caractères principaux de la classification des cirrhoses : il nous semble que cette discussion sera mieux placée dans la partie clinique de cette étude.

ÉTUDE CLINIQUE

Au point de vue clinique, comme au point de vue anotomo-pathologique, si nous nous reportons aux termes de la division classique, et si nous essayons de grouper les faits observés d'après les principes étroits de cette classification, mêmes difficultés, mêmes incertitudes : l'étude des symptômes, comme celle des lésions anatomiques, nous autorise à conclure à l'extrême fréquence des cirrhoses mixtes.

Un très grand nombre de faits nous apparaissent ainsi, associant, confondant les données et déroutant le plus souvent par la confusion et l'anomalie apparente de leur évolution clinique : il nous sera facile, en reprenant les observations qui précèdent, de justifier sur ce nouveau terrain le titre de cirrhoses mixtes sous lequel nous les groupons. Avant d'aborder cette seconde partie de notre démonstration, nous serons amené à discuter comme précédemment la valeur sémeiologique de chacun des termes de la nomenclature classique.

Quels sont au lit du malade les caractères distinctifs qui servent de base à cette nomenclature ?

Ces caractères cliniques primordiaux peuvent être ramenés à trois principaux : ascite, ictère et modifications de volume de foie.

Dans la cirrhose atrophique : *ascite* (accompagnée le plus souvent de dilatation des veines sous-cutanées abdominales), *pas d'ictère et diminution de volume de la glande.*

Dans la cirrhose hypertrophique : *ictère, pas d'ascite, et augmentation de volume du foie.*

Partant de ces données, le caractère clinique de nos observations s'affirme de lui-même : dans chacun des faits que nous apportons ici, le processus est essentiellement mixte, puisque nous y trouvons constamment réunis ces deux signes spéciaux à l'une ou l'autre forme de cirrhose, l'ascite et l'ictère, tandis que le foie nous présente les dimensions les plus variées, tantôt normal, tantôt augmenté de volume, tantôt petit et rétracté.

Reprenons successivement chacun des traits principaux de la classification des cirrhoses; et, si nous parvenons à montrer l'insuffisance de leur valeur sémeiologique, même dans des cas types de scléroses systématisées, si même dans ces cas, nous voyons ces divers symptômes substitués l'un à l'autre, ou confondus et associés, à plus forte raison, devrons nous admettre cette association et cette confusion dans les cas de scléroses diffuses que nous nous proposons d'étudier.

Et d'abord : *l'ascite est la règle dans la cirrhose atrophique : on ne l'observe pas dans la cirrhose hypertrophique.*

Nous passerons rapidement sur la première partie de cette proposition : l'ascite est incontestablement un des caractères les plus constants de la cirrhose de Laënnec ; Frérichs l'observe plus fréquemment encore que l'augmentation de volume de la rate ; 24 fois sur 36, c'est-à-dire dans les 2/3 des cas, l'induration granulée du foie était accompagnée d'un épanchement dans la cavité péritonéale. Toutefois il est a remarquer que dans certains cas le liquide peut disparaitre, soit sous l'influence d'un traitement approprié (observ. VII), soit, et c'est le cas le plus fréquent, par le fait d'un développement proportionnel de de la circulation collatérale. On constate alors une dilatation considérable des veines sous cutanées abdominales : Monneret, Frérichs, ont cité des faits de ce genre; et il nous serait facile de présenter ici plusieurs cas de cirrhose où l'ascite parut et disparut dans le cours de l'affection.

Nous devons cependant signaler à ce propos un exemple des plus curieux de cirrhose atrophique où l'ascite fut totalement absente, pendant toute la durée de la maladie ; ce fait appartient au recueil d'observations, publié l'an dernier par MM. Lecorché et Talamon. Il s'agit d'un homme de 61 ans qui succomba au bout de dix-huit mois à un cancer de la partie inférieure de l'œsophage. A l'autopsie on trouva le foie petit, très granuleux, pesant 2150 gr. ; « les coupes ne montraient aucune différence avec la sclérose annulaire classique»; d'autre part « il n'y avait pas la moindre dilatation veineuse sous-cutanée ; il n'existait que de faibles adhérences entre la face supérieure du foie et le diaphragme et ces adhérences n'étaient nullement vascularisées ; les deux principales voies de circulation supplémentaire ne n'étaient donc pas développées. » L'augmentation de la tension veineuse existait toutefois et la rate triplée de volume établissait d'une façon irréfutable cette gêne de la circulation porte. Nous ne rapportons ce fait que comme tout à fait exceptionnel, sans chercher ni à l'expliquer ni à en dégager quelque conclusion ; il nous paraît intéressant, mais uniquement à titre de curiosité clinique.

Ainsi dans la très grande majorité des cas la cirrhose atrophique s'accompagne d'épanchement ascitique. — Est-il également vrai que l'absence d'ascite caractérise la forme hypertrophique ? Ici nous trouvons bien souvent les faits en désaccord absolu avec la théorie et nous ne pouvons souscrire à la distinction proposée. Si dans la majorité des cas la cirrhose hypertrophique ne s'accompagne pas d'ascite, il faut reconnaître qu'il existe de si nombreuses exceptions à cette règle qu'il nous semble impossible d'accorder à ce prétendu caractère distinctif la valeur qu'on lui a d'abord attribuée. Nous devons à l'obligeance de notre collègue Malécot une observation fort intéressante de cirrhose hypertrophique avec ascite et nous croyons devoir la rapporter; parmi les faits de cette nature que nous avons pu rencontrer, aucun ne nous a paru plus significatif; ce sont là du reste des faits mixtes qui ont leur place dans cette étude critique. La désignation de cirrhoses mixtes ne nous paraît pas cependant applicable ici, car dans ce fait, comme dans les suivants, ce sont les lésions caractéristiques de l'une ou de l'autre forme que l'on rencontre à l'autopsie.

Voici cette observation :

Observation XII (inédite).

G..., marchande à la halle, 47 ans, entre le 8 février 1877 à l'hôpital Necker, salle Ste-Adélaïde. Bonne santé antérieure, habitudes alcooliques depuis une dizaine d'années environ; depuis longtemps déjà pituites le matin, troubles digestifs, fréquents vomissements bilieux, rêves nocturnes; depuis huit mois suppression des règles, pas d'accidents de la ménopause. Il y a environ deux mois que son ventre s'est mis à enfler et que l'ascite a apparu : l'œdème des membres inférieurs remonte à quinze jours seulement.

Depuis un mois, elle a un léger degré d'ictère avec perte complète de l'appétit; pas de douleur dans l'hypochondre droit.

Jamais de coliques hépatiques; pas de fièvres intermittentes ni de syphilis.

Etat actuel. — Peau sèche d'une couleur jaune soufre très uniforme. La tête, le tronc, les membres supérieurs sont un peu amaigris; l'abdomen est très volumineux, les membres inférieurs sont légèrement œdématiés; dilatation notable des veines sous-cutanées abdominales. A la palpation du ventre, sensation de flot très manifeste; la ligne de matité passe dans le décubitus à deux travers de doigts au-dessous de l'ombilic et se déplace par les changements de position; météorisme au-dessus.

Il est difficile d'apprécier exactement le volume du foie; mais, en déprimant brusquement la paroi, on croit sentir que son bord inférieur dépasse les fausses côtes d'environ deux travers de doigt. Il est impossible de délimiter la rate.

Urines rares, rougeâtres, contenant des traces de pigment biliaire et d'albumine. Les selles sont décolorées; constipation, flatulences, douleurs en ceinture pendant les digestions, inappétence complète.

Artères athéromateuses, pouls régulier et un peu lent. T. 37,2; souffle systolique à la pointe. Râles sous-crépitants à la base des deux poumons.

Affaiblissement considérable, pas d'hémorrhagies d'aucune espèce, pas d'hémorrhoïdes, Ni céphalalgie, ni tremblements; fourmillements dans les membres; un peu d'hébétude de la face.

800 gr. d'urine dans les 24 heures renfermant 11 gr. 5 d'urée par litre, total 9 gr. 2.

Le 11. L'épanchement disparaît; douleurs dans le ventre que la malade compare à des picotements d'aiguille.

Le 15. Selles abondantes à la suite d'une purgation; insomnie persistante; les tiraillements douloureux persistent également.

Le 20. La malade est depuis deux jours assez oppressée; la fluctuation redevient très nette; urines rares : pas de fièvre.

Le 21. L'ascite a considérablement augmenté; douleurs vives dans les flancs. Ponction; 5 litres de liquide verdâtre, limpide contenant des traces de pigment biliaire.

Le 26. Amélioration notable; urines 800 gr.; urée 8 gr. 67 par litre, total 6 gr. 97. Pouls lent, dépressible; on n'entend plus aucun souffle au cœur.

Le 27. Urines 500 gr.; urée par litre 6 gr. 4; total 3 gr. 2.

Le 28. Urines 450 gr.; urée 2 gr. 46.

6 mars. Coliques et diarrhée depuis quelques jours.

Le 7. Double épanchement pleural, assez abondant du côté droit. Urines de plus en plus rares, à peine un verre par jour.

8 mars. T. matin 37°9; T. soir 38°5. Vive douleur à la pression au niveau de l'hypochondre droit.

Le 9. T. matin 39°4; T. soir 40°; vomissements alimentaires; l'hydrothorax reste stationnaire.

Le 10. Oppression considérable; toux; T. matin 39°8; les signes thoraciques persistent; de plus, nombreux râles sibilants; diarrhée.

Le 11. Respiration plus facile; urines très rares; pouls extrêmement faible; refroidissement périphérique manifeste; T. à 34°8. Le soir grand frisson, suite d'un état de prostration extrême; la malade ne répond plus aux questions.

Le 12. Etat semi-comateux avec refroidissement; le pouls est misérable. Vers le soir réaction fébrile; la température s'élève à 39°8; 116 pulsations.

Mort à 1 heure du matin dans le coma.

Autopsie. — Environ 3 litres de liquide dans la cavité péritonéale. Le foie adhère faiblement au diaphragme; il est volumineux et pèse 2,020 gr.; sa surface est granuleuse, jaune pâle avec des marbrures rouges et ecchymotiques par places. A la coupe le tissu est ferme et résistant; îlots granuleux d'un blanc jaunâtre; dans l'intervalle de ces îlots, traînées blanchâtres ou légèrement violacées de tissu conjonctif; sur certains points la surface de section est tout entière d'aspect violacé et les granulations y forment comme un pointillé blanchâtre. La vésicule biliaire contient une bile décolorée; les gros canaux biliaires et la veine porte sont absolument libres.

La rate est très volumineuse; poids 620 grammes. Reins légèrement altérés; adhérences de la capsule en quelques points; poids 185 et 190 grammes. Pas de varices de l'œsophage.

Adhérences pleurales dans presque toute la hauteur des deux poumons. Le lobe inférieur du poumon droit est atélectasié; congestion intense partout ailleurs. Cœur graisseux et mou : la valvuve tricuspide est seule insuffisante. Un peu d'endartérite à l'origine de l'aorte. Congestion et léger œdème de la pie-mère et du cerveau.

Examen histologique fait par M. Homolle, sur des coupes colorées au picrocarmin : on constate que le foie présente les altérations considérées comme caractéristiques de la forme hypertrophique de Hanot. Les lobules sont séparés les uns des autres par des travées plus ou moins épaisses de tissu conjonctif embryonnaire ou présentant déjà l'aspect fasciculé ; les lobules sont dissociés un à un ; de plus le tissu conjonctif pénètre entre les travées des cellules, da manière à échancrer d'une façon irrégulière la périphérie du lobule, à en séparer sur quelques points de petits groupes de cellules ou même des cellules isolées. Dans les travées de tissu conjonctif interlobulaire, on distingue très nettement les canalicules biliaires plus volumineux qu'à l'état normal et dont le nombre est en quelques points très augmenté. Quant aux cellules hépatiques, elles sont en général saines ; dans quelques lobules cependant, un grand nombre d'entre elles ont subi une dégénérescence graisseuse plus ou moins avancée ; quelques-unes sont transformées en véritables vésicules adipeuses.

Ainsi, dans un cas de cirrhose hypertrophique type où l'autopsie et l'examen histologique ont confirmé pleinement le diagnostic porté pendant la vie, nous trouvons un épanchement ascitique considérable associé à l'ictère et à l'augmentation de volume du foie ; il est même à noter que l'ascite dans ce cas a précédé d'un mois l'apparition de l'ictère et a été un des premiers symptômes en date dans le cours de l'affection. — Du reste, si l'on veut bien se reporter aux conditions pathogéniques de l'ascite, en admettant même la distinction établie sur le mode de répartition du tissu conjonctif, en reconnaissant à la sclérose une origine périvasculaire dans la cirrhose atrophique, on ne s'expliquera pas les raisons invoquées pour justifier l'absence d'ascite dans les cas de cirrhose hypertrophique. Ici, nous ne voulons pas le contester, le point de départ de la néoformation conjonctive est différent ; mais le tissu néoformé envahit peu à peu l'espace porte tout entier, et, que l'envahissement soit insulaire ou périlobulaire, les vaisseaux portes ne tarderont pas à être comprimés : de là, apparition de l'épanchement et de tous les autres phénomènes qui sont sous la dépendance de la gêne circulatoire : de telle sorte que cette distinction clinique nous semble basée sur des considérations anatomo-pathologiques spécieuses.

Il ne faut donc pas s'étonner que la loi ainsi posée soit loin d'être absolue; les faits analogues aux précédents ne sont pas exceptionnels. Nsus citerons encore une observation de foie hypertrophique avec ascite rapportée par Brieger : « le foie ressemblait bien à ceux des cirrhotiques hypertrophiques avec ictère décrits par Hanot »; mais on constatait ici encore la présence d'une certaine quantité de liquide dans la cavité abdominale.

Nous n'insistons pas pour aborder de suite le second point de cette discussion : *l'ictère est la règle dans la cirrhose hypertrophique, la cirrhose atrophique au contraire ne s'accompagne pas d'ictère.*

Si, relativement à l'apparition et au mode de production de l'ascite dans les deux formes de cirrhose, nous pouvions faire quelques objections sur la valeur de ce premier caractère différentiel, appuyant ces objections de quelques faits contradictoires, ici il suffira de se reporter aux conditions pathogéniques de l'ictère et à la longue discussion que nous avons faite des lésions anatomiques auxquelles on l'a rattaché, pour être fixé sur la valeur de ce signe distinctif.

Il est inutile de rappeler quelles sont ces lésions : depuis le mémoire de Cornil dans les Archives de 1874, tous les auteurs qui ont étudié et décrit la forme hypertrophique de la cirrhose sont d'accord sur le mécanisme de l'ictère : l'ictère est lié au catarrhe des voies biliaires, à l'obstruction des canalicules par les cellules épithéliales proliférées, à la néoformation des canaux biliaires : or ces altérations ne s'observent que dans la cirrhose hypertrophique. Nous avons montré plus haut ce qu'il fallait penser de cette affirmation. Nous avons établi le peu de valeur de cette distinction anatomique : sclérose périvasculaire, sclérose péricanaliculaire; nous avons fait voir que la néoformation des canalicules excréteurs était loin d'être spéciale à la cirrhose hypertrophique, qu'elle appartenait à toutes les scléroses hépatiques, qu'on l'observait tout aussi souvent dans la forme atrophique ; nous avons appuyé cette discussion de nos observations personnelles et de l'autorité d'un grand nombre de travaux récents : nous ne reviendrons pas sur cette argumentation. Si l'on persiste à rattacher l'ictère à ces altérations, pourquoi ne le verrions-nous pas apparaître et pourquoi serait-il, comme on l'affirme, tout à fait exceptionnel dans la cirrhose atrophique et les autres formes de sclérose ? Ou la distinction pathogénique est spécieuse et la distinction clinique ne peut subsister, ou il faut donner à l'ictère une étiologie moins banale.

Faut-il admettre avec MM. Kelsch et Wannebroucq que l'ictère ne se rattache par aucun lien pathogénique à la multiplication du réseau biliaire et doit-on l'attribuer uniquement, comme ces auteurs sont disposés à le faire, « à l'hyperhémie du parenchyme, à l'épaississement, à la déviation, à la compression, au bouleversement en un mot des trabécules sécréteurs ; » cette hypothèse nous semble donner à ce signe une signification bien incertaine, bien douteuse, et ce n'est pas sur un symptôme dont la pathogénie nous apparaît si indéterminée, si effacée, qu'il nous semble possible d'asseoir des distinctions aussi tranchées.

Nous ne pensons donc pas qu'il y ait lieu d'accorder à ce second caractère différentiel une valeur décisive. — Ici encore les faits viennent à l'appui de notre manière de voir et les observations ne manquent pas où la loi précédente se trouve absolument en défaut. — Il est évident que l'ictère ne peut être contesté à la cirrhose hypertrophique : le diagnostic de la forme hypertrophique repose immédiatement et presque uniquement, sur la constatation de ce signe : un certain nombre de malades se présentent avec la teinte jaune des téguments, on trouve le foie augmenté de volume ; on conclut à une cirrhose hypertrophique et nous ne nions pas que ce diagnostic ne soit parfois légitime. Contester l'ictère à la forme hypertrophique serait donc contester l'existence même de cette forme et nous nous garderons de risquer de telles affirmations. — Mais, ce que nous voulons établir, c'est que la coloration ictérique n'appartient pas exclusivement à la forme hypertrophique et que certaines cirrhoses atrophiques des mieux caractérisées, avec confirmation à l'autopsie du diagnostic porté pendant la vie, peuvent très bien, à un moment donné de leur évolution, se compliquer d'ictère, et cela parfois dès le début des accidents. Parmi les observations qui viennent à l'appui de cette opinion, nous ne rapportons que les deux faits suivants qui nous ont paru des plus caractéristiques.

Observation XIII.

(Extraite de la thèse de M. Surre, obs. XI, communiquée par M. Homolle.)

Dans les derniers jours du mois d'août 1874, entre dans le service de M. Bourdon, à l'hôpital de la Charité, la nommée Legrillon, âgée de 58 ans.

Depuis dix-neuf ans elle éprouve du malaise, des ennuis ; elle pleure facilement, s'inquiète sans motifs. Mariée à 30 ans, elle n'a jamais eu d'enfants. Depuis deux ans, l'appétit diminue, les forces disparaissent. Enfin, au mois de septembre 1873, l'appétit est complètement perdu ; il survient des douleurs dans les genoux; un ictère modéré apparaît, dure six semaines et se montre de nouveau quelque temps après. L'anorexie reste à peu près complète pour tous les aliments. D'après ses aveux, la malade n'aurait jamais eu d'habitudes alcooliques. Pas de syphilis. Depuis dix ans, elle aurait eu un peu d'œdème du membre inférieur gauche ; depuis près d'un an, les jambes sont plus tuméfiées ; la respiration est un peu gênée ; il existe aussi un gonflement du ventre assez peu appréciable, qui n'avait d'autre inconvénient que celui de ne pas permettre les vêtements serrés ; la malade ne peut préciser l'époque à laquelle remonte ce symptôme. Quelques épistaxis peu abondantes depuis six mois.

A son entrée, la malade présente une teinte ictérique franche des conjonctives et de la peau de la face ; teinte moins appréciable sur l'abdomen et aux membres inférieurs. On constate un œdème des parois abdominales avec quelques veines peu accusées, une ascite considérable ; un œdème prononcé, mou, des membres inférieurs. Rien qui ressemble à des douleurs hépatiques, même atténuées, actuellement ni autrefois. Langue rouge, un peu lisse ; constipation, pas de tendance au vomissement. L'auscultation du cœur révèle un léger souffle ou prolongement systolique à la partie moyenne du cœur, mais non à la pointe même. Pas de lésions pulmonaires, pas même de congestion notable. La malade accuse des hémorrhoïdes qui se sont produites depuis que les accidents sont plus accusés ; elles ne sont pas le siège d'hémorrhagie.

29 août. L'ascite étant très abondante, on pratique la paracentèse et on retire 10 litres de liquide. Le foie ne paraît ni irrégulier, ni bosselé. La ponction procure un soulagement momentané.

Le 31. Très prostrée, souffre de partout; facies altéré. Pouls très régulier, assez fort, 96 pulsations ; 20 mouvements respiratoires profonds; dyspnée plus pénible que les jours passés, au dire de la malade; peu de toux. Voix faible, entrecoupée. L'ictère n'est pas plus accusé; pas de douleurs hépatiques; abdomen volumineux; distension gazeuse et reproduction du liquide ascitique; œdème considérable des membres inférieurs; pas d'œdème des parois abdominales au-dessus de l'ombilic. Pas de selles malgré l'administration de 8 grammes d'eau-de-vie allemande ; pas de nausées; quelques coliques ce matin. La pointe du cœur bat dans le quatrième espace intercostal, en dehors du mamelon. Impulsion assez forte sans frottement ; pas de souffle bien notable au-dessous de la pointe ; le bruit systolique est seulement prolongé, près du sternum, au niveau du troisième espace intercostal.

1er septembre. Très abattue, souffrant de partout; facies altéré; soif vive ; malaise extrême, sans douleur, sauf quelques coliques passagères après l'ingestion des aliments ; se plaint de chaleur. Pouls, 104. L'ascite augmente sans douleur abdominale. La langue est rouge, desquamée, assez humide. Il y a eu des selles la nuit dernière. Pas de souffle cardiaque.

Le 2. Même abattement. Pouls régulier, 92. — Soir. Pouls, 92. Il y a du mieux; la figure est meilleure.

Le 3. Même état de prostration sans phénomènes locaux bien accusés. Pouls, 108; pas de chaleur fébrile, somnolence; anorexie absolue. Urines très foncées, coloration de *porter*, non albumineuses. L'acide nitrique ni la teinture d'iode ne donnent la coloration caractéristique du pigment biliaire. La malade reste encore quarante-huit heures dans cet état d'accablement sans douleurs locales; l'ictère reste modéré; l'ascite se reproduit abondamment. Dégoût absolu pour les aliments. La mort survient le 5 au soir.

Autopsie faite le 7 septembre.

A l'ouverture du cadavre, on constate un épanchement péritonéal très abondant ; il s'écoule 7 à 8 litres d'un liquide fortement coloré en jaune. Météorisme considérable.

Foie très petit, flasque, très granuleux, gris avec des grains jaunâtres pâles ; les granulations sont assez volumineuses, de la dimension d'un grain de chènevis et même un peu plus fortes. En quelques points, traînées de tissu fibreux visibles à l'extérieur, mais pas de cicatrices rétractiles, pas de brides déprimées, pas de gros lobules. A la coupe, tissu résistant, fibroïde, avec un aspect aussi transparent en quelques points; tractus fibroïdes ; grains jaunâtres, pâles, analogues à ceux de la surface, miliaires comme eux; lobules graisseux. Ni la veine cave ni les conduits hépatiques ne sont comprimés. La vésicule est modérément remplie de bile normale ; au niveau du hile sont deux ganglions en partie crétacés. Dans le lobe droit du foie, au niveau du ligament coronaire, est une tumeur érectile du volume d'une mandarine.

Reins un peu gros ; substance corticale pâle, d'apparence graisseuse (il n'y avait pas eu d'albuminurie pendant la vie). Pas d'autres lésions notables.

Cœur petit, mou. Valvules suffisantes; épaississement manifeste, quoique peu accusé du bord libre de la valvule mitrale.

A peine un peu de congestion à la base des deux poumons.

OBSERVATION XIV.

(Présentée à la Société anatomique par M. Magnant, interne des hôpitaux, juin 1876.)

Le nommé L... entrait, le 3 mai 1876, à l'hôpital Saint-Antoine (service de M. Mesnet). Il présentait tous les signes d'une gêne dans la circulation biliaire et dans la circulation veineuse. Ictère intense, ascite énorme, avec œdème des membres inférieurs et dilatation exagérée des veines sous-cutanées de l'abdomen.

Il racontait que deux mois auparavant il était tombé accidentellement dans l'eau. A la suite de cet accident, qui lui avait causé une grande émotion en même temps qu'il lui avait fait éprouver un grand refroidissement, il était devenu subitement jaune. C'était du reste la deuxième fois que cela lui arrivait, et, un an auparavant, il avait déjà été soigné dans le service pour une pneumonie compliquée d'ictère. Six semaines après, c'est-à-dire quinze jours avant son entrée à l'hôpital, apparaissent des troubles circulatoires provoquant d'abord l'ascite, puis l'œdème des membres inférieurs.

3 mai. Lors de l'entrée du malade, ces phénomènes étaient des plus marqués. Le ventre était énorme, dilaté tout à la fois par le liquide et par des gaz. A la diarrhée, qui avait marqué le début des accidents, avait succédé de la constipation. Du reste, pas de douleurs spontanées dans l'hypochondre, pas d'élancements, pas de vomissements, pas d'hémorrhagies. Toutefois, quelques taches de purpura sur les jambes et à droite un ulcère. L'ictère était des plus intenses. Peau, muqueuses, conjonctives, tout était jaune, et l'examen des urines par l'acide nitrique y décelait des quantités de biliverdine.

L'examen du foie, rendu très difficile par la distension énorme de l'abdomen, permettait cependant de reconnaître une notable augmentation de l'organe, qui dépassait d'environ deux travers de doigt le rebord des dernières fausses côtes. La palpation n'était pas pénible, mais la percussion un peu forte que nécessitait cet examen provoquait quelques douleurs. L'état général était du reste des plus graves.

Les renseignements étaient peu nombreux. Le malade avouait avoir eu des habitudes alcooliques, ce que favorisait du reste sa profession de garçon marchand de vin. Mais il affirmait aussi y avoir renoncé depuis un an, époque à laquelle il avait eu sa pneumonie.

Quoi qu'il en soit, en présence de l'ascite et de l'œdème des membres, et en l'absence de tout symptôme cardio-pulmonaire, on diagnostiquait une cirrhose, et, comme le foie dépassait les fausses côtes, on pensait à cette hypertrophie qui marque, au dire de certains auteurs, le début de la cirrhose atrophique. Quant à l'ictère, on le considérait comme une complication exceptionnelle, due probablement ici à la chute dans l'eau.

Du 3 au 11, l'état ne fait que s'aggraver. Le 6, épistaxis assez abondante. Expectoration sanglante. Apparition d'une rougeur érysipélateuse sur tout le côté droit du tronc et la face postéro-externe des cuisses. Pouls petit et lent, mais régulier. Somnolence continuelle.

Le 7. Légère épistaxis. Disparition de la rougeur et desquamation épidermique.

Du 8 au 11. Somnolence continuelle.

Enfin, dans les huit derniers jours, l'adynamie devient de plus en plus profonde. La respiration est presque impossible. Les épistaxis se répètent à chaque instant. Apparition d'un peu d'albumine dans les urines.

Pendant tout ce temps l'ictère, loin de s'atténuer, augmente chaque jour davantage et donne aux téguments une teinte bronzée. La salive est teinte en jaune. Le malade a du subdelirium et finit par succomber, présentant tout à la fois les symptômes d'une cirrhose atrophique arrivée à sa dernière période et d'un ictère grave.

Autopsie. — Foie petit, ovoïde et lobulé, en même temps que granuleux. Véritable cirrhose atrophique. Teinte uniformément d'un gris jaune. Pas d'obstacles extérieurs pouvant gêner l'excrétion biliaire. Malheureusement, à ce point de vue, un peu d'insuffisance dans l'examen. Vésicule biliaire distendue par la bile. Poids, 1,190 gr. Tissu hépatique présentant une consistance notablement augmentée. Rate triplée de volume, de couleur grise, et présentant absolument sur une coupe l'aspect du tissu hépatique. Consistance assez grande. Poids, 580 gr. Rien du côté des autres organes, sauf un peu de congestion des reins. Rien du côté du cœur. Pas d'obstacles non plus à la circulation veineuse ; pas de compression des troncs de la veine porte ou de la veine cave inférieure. Coloration jaune de tous les tissus.

En résumé le diagnostic avait été exact, sauf l'hypertrophie que l'autopsie n'avait pas confirmée. La présence d'une ascite énorme, dont l'absence fait la caractéristique de cette dernière forme d'hépatite chronique (MM. Hanot et Charcot), devait faire rejeter ce diagnostic. C'était bien une cirrhose atrophique accompagnée d'ictère. L'autopsie et l'examen histologique, fait dans le laboratoire de M. Charcot, sont venus le confirmer absolument.

M. Magnant tend à attribuer l'ictère, dans ce cas, à la chute dans l'eau qu'aurait faite le malade ; mais le malade aurait été déjà ictérique un an auparavant ; mais l'ictère était intense, et, loin de s'atténuer, s'accentuait chaque jour davantage. M. Charcot ajoute : « Il est probable que le point de départ de l'ictère se trouvera dans ce cas dans les parties profondes et constituantes du tissu hépatique. »

Il s'agit bien dans ces deux cas de cirrhose atrophique vulgaire ; dans les deux cas l'examen anatomique ne laisse aucun doute à cet égard, et cependant, dans chacune de ces observations, l'ictère apparaît et accompagne les troubles circulatoires, les précède même dans la seconde de ces observations, de telle sorte qu'on aurait pu dans ce cas, le foie ayant paru, lors de l'entrée à l'hôpital, déborder les fausses côtes, conclure à une cirrhose hypertrophique vraie : c'est ce qui rend à notre point de vue cette seconde observation particulièrement intéressante.

Ainsi donc, l'ictère ne peut être considéré comme ayant une valeur décisive dans le diagnostic des différentes formes de cirrhose ; on l'observe fréquemment dans la forme atrophique, sans compter qu'il est presque constant dans le foie paludéen, dans le foie syphilitique, etc. ; nous reconnaissons que sa constatation établit de fortes présomptions en faveur d'une cirrhose hypertrophique, mais ce serait tomber dans une erreur grave que de vouloir accorder à ce signe un caractère d'infaillibilité qui ne lui appartient en aucune façon.

Est-ce donc l'augmentation ou la diminution de volume de la glande qui nous fournira cet élément de diagnostic précis que nous refusons aux caractères précédents ? En présence, de l'inconstance, de l'infidélité des autres signes, peut-on reconnaître à celui-ci une valeur incontestable et absolument significative ? Quelle certitude nous apporte cette troisième loi de la classification de l'Ecole de Paris : « *La cirrhose de Laënnec est carac-*

térisée par l'atrophie, la cirrhosc biliaire par l'hypertrophie de l'organe ? »

Nous passerons, sans y insister autrement, sur l'extrême difficulté que présente parfois la recherche de ce symptôme ; la plupart du temps, surtout dans le cas d'épanchement abdominal, il existe un météorisme très prononcé qui s'oppose absolument à la délimitation exacte du foie, et il est impossible d'affirmer que celui-ci déborde ou ne déborde pas les fausses côtes ; mais nous voulons discuter le fait en lui-même et non pas sa constatation ; nous ne faisons que mentionner cette difficulté.

Nous savons quelle importance MM. Charcot et Hanot ont attaché à un signe qui pour eux semble commander la nouvelle classification, puisque c'est le nom de cirrhose hypertrophique qui caractérisera désormais la cirrhose biliaire, tandis que la cirrhose de Laënnec recevra le nom de cirrhose atrophique.

Et d'abord cette dernière dénomination est-elle absolument justifiée par les faits? La cirrhose de Laënnec est-elle atrophique d'emblée ? N'est-ce pas, au contraire, à une période assez avancée de son évolution que le tissu fibreux, qui alors a peu à peu envahi, circonscrit, étouffé les lobules, détermine par sa rétractilité la diminution de volume ? En un mot, l'atrophie est-elle la première en date ou est-elle, au contraire, précédée d'une période d'hypermégalie ? Il semble aujourd'hui absolument établi que la cirrhose veineuse peut s'accuser au début et pendant assez longtemps par une augmentation très notable du foie : Goodeve, in System of medecine de Raynolds, t. III, 1re édit. ; Jaccoud, Pathologie interne, t. I, 5e édit. ; Thierfelder, Ziemssens's Handbuch, t. VIII ; Vulpian, Clinique de la Charité, etc., et tous les ouvrages récents paraissent d'accord sur ce point.

Dans leur dernier mémoire, MM. Kelsch et Wannebroucq rapportent l'observation d'un homme de 56 ans, alcoolique, qui fut emporté au début d'une cirrhose par une variole grave ; on constate une sclérose annulaire type, mais le foie est hypertrophié ; il est lourd et pèse 1,980 gr. Il est rare que l'occasion se présente de surpendre ainsi une cirrhose vulgaire dans la première période de son évolution, et cette observation est certainement des plus concluantes.

Nous n'insisterons pas sur un fait qui paraît aujourd'hui hors de toute contestation : sur 205 observations réunies par le Dr Cyr (1), 94 fois le foie était augmenté de volume, 92 fois il était diminué, 12 fois il était normal ; or, étant donnée, la fréquence beaucoup plus grande de la cirrhose vulgaire, il faut nécessairement admettre que « la sclérose dite atrophique a une période de son évolution où la glande hépatique présente une augmentation de volume incontestable. » Dans 2 ou 3 de ces cas on a pu constater, du reste, l'augmentation, puis la diminution de volume de l'organe.

Les auteurs allemands sont, comme nous l'avons vu, plus absolus encore dans leurs conclusions ; nous avons enregistré déjà le démenti catégorique que le professeur Hirschfeld oppose à la nomenclature française : la prolifération du tissu interstitiel n'est pour l'école allemande que le premier stade de la cirrhose atrophique et la forme hypertrophique de la cirrhose n'existe pas. D'autres mémoires récents accusent les mêmes tendances. Brieger toutefois apporte quelques faits de cirrhose alcoolique au début sans hypertrophie notable. Quoi qu'il en soit, l'hypermégalie, si fréquemment observée dans la

(1) Loc. cit., voy p. 16.

cirrhose vulgaire, prend une importance considérable dans les travaux allemands.

Faut-il maintenant considérer cette hypertrophie de début comme un symptôme passager et essentiellement éphémère de la cirrhose annulaire ? Ne peut-on pas admettre, au contraire, qu'elle présente parfois un caractère de persistance suffisant pour enlever aux changements de volume de l'organe une grande partie de leur signification dans le groupement des diverses formes de cirrhose ? Nous croyons, en nous autorisant de diverses observations publiées dans ces derniers temps, pouvoir répondre par l'affirmative à cette dernière hypothèse. Nous citerons le fait rapporté par Rob. Saundby dans le mémoire mentionné plus haut (1) : le malade présentait tous les signes cliniques de la cirrhose ordinaire (ascite, absence d'ictère, etc.) ; le foie était grossièrement granuleux, la sclérose était multilobulaire, mais l'organe était notablement hypertrophié et pesait 76 onces, et la mort n'était survenue qu'après l'évolution normale de la maladie. Ackermann (2) présente une observation absolument analogue : il s'agit d'un homme de 49 ans, qui succombe avec tous les signes de la cirrhose vulgaire ; l'examen histologique révèle les lésions typiques de cette affection, mais le foie restait très volumineux, son poids atteignait le chiffre énorme de 2 kil. 520 gr. Enfin l'observation suivante que nous trouvons dans la thèse de M. Surre, sous la rubrique : « Cirrhose hypertrophique sans ictère, » nous semble être un exemple des plus concluants de ces formes de cirrhose vulgaire avec hypertrophie persistante.

(1) Loc. cit., voy. p. 15.
(2) Loc. cit., voy. p. 13.

Observation XV.

(Extraite de la thèse de M. Surre, obs. IX.)

M. S..., marchand de vins, âgé de 39 ans, est entré le 19 mars à la Maison de santé, salle IV, lit 2.

Cet homme était d'une santé habituellement bonne, se nourrissait bien, mais faisait assez souvent des excès de boissons.

Il y a quatre mois, il éprouva pour la première fois quelques douleurs assez légères dans l'hypochondre droit, qui ne furent point assez violentes pour le forcer de suspendre ses occupations.

Trois semaines ou un mois après, vers les premiers jours de janvier, le ventre augmenta un peu de volume, et, à partir de cette époque, alla toujours en grossissant, puis les jambes s'infiltrèrent, puis les cuisses, la verge, les extrémités supérieures. Pendant ce temps-là l'appétit se perdit ; la sécrétion des urines avait notablement diminué, l'excrétion en était devenue difficile, les digestions se faisaient irrégulièrement. Le malade avait été à plusieurs reprises saigné et purgé.

Au moment de son entrée dans le service (23 mars), le malade nous présente un ventre énormement ballonné qui donne la sensation du flot intérieur d'un liquide. La matité y existe dans presque toute l'étendue. Les intestins, refoulés sous les fausses côtes, donnent en ce point une sonorité exagérée. La pression, d'ailleurs, n'est point douloureuse, pas même dans l'hypochondre droit, dans lequel toute douleur, tout embarras ont depuis longtemps déjà complètement disparu. La délimitation exacte du foie par la alpation, aidée de la percussion, est impossible. La poitrine semble refoulée en haut, tant est grand l'épanchement ascitique. Le diaphragme ainsi distendu, les poumons comprimés rendent la respiration difficile. Les urines traitées par l'acide azotique ne donnent aucun précipité, ne prennent point la couleur verte ; du reste, nous ajouterons que ce malade ne présente aucune trace d'ictère, et ne se souvient point d'avoir eu la peau jaune. Les jambes, les cuisses, la verge, sont le siège d'un œdème considérable, les membres inférieurs sont légèrement infiltrés.

Le diagnostic se trouvait donc suffisamment éclairci ; la marche de la maladie, l'épanchement considérable du ventre, l'indolence de l'hypochondre, firent diagnostiquer une cirrhose.

L'autopsie vint bientôt confirmer le diagnostic.

Le lundi 26, dans la nuit, trois jours après son entrée, le malade mourut.

L'*autopsie*, faite le mardi 27, nous présenta un épanchement abdominal abondant d'un liquide jaune citrin, dont la quantité put être évaluée à 12 ou 15 litres.

L'épiploon descendait jusqu'au niveau de l'ombilic, était épaissi par une quantité considérable de graisse.

Le foie, refoulé sous les côtes, était volumineux et soutenu par des ligaments plus épais qu'à l'état normal. Le ligament falciforme surtout était au moins doublé de volume.

Le foie, sorti de la cavité abdominale, avait les caractères de la cirrhose la plus franche, la mieux caractérisée. Il était notablement augmenté de volume et de poids ; sa surface externe, légèrement mamelonnée, offrait une teinte gris jaunâtre ; incisé, il criait fortement sous le scalpel et présentait une résistance telle, qu'il fallait une force considérable pour faire pénétrer le doigt par la pression à travers son tissu. Ces deux caractères de dureté et de résistance au doigt existaient également dans toutes ses parties. Il était entièrement composé de petits grains, tous d'une forme à peu près ronde, dont la grosseur variait depuis celle d'un grain de millet jusqu'à celle d'un grain de chènevis. Ces granulations, visiblement distinctes, quoique soudées entre elles, avaient toutes une couleur jaunâtre, elles étaient assez semblables aux tubercules miliaires qui se trouvent dans la plèvre et le péritoine des sujets morts de diathèse tuberculeuse, mais plus rares, plus résistants à la pression faite pour les écraser. Elles pouvaient être séparées les unes des autres, mais ne laissaient entre elles aucun intervalle dans lequel on pût distinguer encore quelques traces du tissu propre du foie.

En aucun point il ne m'a été possible de détacher de la surface de l'organe la plus petite partie de la membrane de Glisson, tant était grande son adhérence aux granulations.

Le foie présentait les dimensions suivantes : longueur du diamètre transversal, 30 cent. ; longueur d'avant en arrière, 27 cent. ; épaisseur, 11 cent. Il pesait 2,900 grammes.

Du reste, quelle est l'interprétation de cette hypertrophie qui caractériserait la cirrhose biliaire? M. Cornil l'attribue d'abord à la grande masse de tissu conjonctif et embryonnaire néoformé. Mais bientôt on la subordonne entièrement à la multiplication et à la dilatation du réseau biliaire qui s'opposerait en partie à la rétraction du tissu interstitiel et la compenserait. Nous savons ce qu'il faut penser de ce caractère différentiel qui appartient aux formes les plus diverses de sclérose hépatique.

Il faut donc chercher une autre explication : d'après MM. Kelsch et Wannebroucq, ce sont l'hyperhémie capillaire chronique, l'hyperplasie nodulaire diffuse du parenchyme qui sont les vraies causes de l'hypermégalie.

Toutes ces interprétations sont loin de nous satisfaire complètement; quoi qu'il en soit, il ne s'agit point là, nous croyons l'avoir montré, d'un caractère entièrement spécial, et particulier à la forme dite hypertrophique.

L'hypertrophie, d'ailleurs, est-elle un caractère constant de cette forme de cirrhose? Littten (1) s'élève contre cette affirmation ; dans les trois observations de cirrhose biliaire rapportées dans son mémoire, la cirrhose suit exactement les mêmes stades et les mêmes modifications secondaires que la cirrhose vulgaire; dans les trois cas il trouve une atrophie, une rétraction très notable du foie; il en conclut que « les résultats terminaux des deux processus sont entièrement semblables et qu'un œil même exercé ne pourra saisir une différence sensible entre deux foies atrophiés par sclérose veineuse ou par sclérose biliaire. »

(1) Loc. cit., voy. p. 12.

Nous ne savons ce qu'il faut penser de cette opinion ; et nous reconnaissons qu'elle semble en désaccord avec tous les faits qui ont été publiés en France. Mais, quelle que soit la valeur de l'hépatomégalie dans le diagnostic de la forme hypertrophique, en admettant même, avec MM. Hanot et Charcot, que celle-ci reste le meilleur cachet anatomique de cette forme, nous ne croyons pas, étant donnés les faits rapportés précédemment, que l'on puisse considérer l'augmentation de volume du foie comme un élément de diagnostic invariable et essentiellement caractéristique dans la classification actuellement en vigueur.

Nous ne faisons que signaler les autres caractères différentiels, tels que la dilatation des veines sous-cutanées de l'abdomen, la fréquence ou la rareté des hémorrhagies, etc. : ce sont là des phénomènes absolument secondaires. Il est évident que la circulation collatérale, par exemple, est totalement sous la dépendance de l'ascite, ou plutôt qu'il s'agit d'un phénomène connexe, lié, comme l'ascite, à la gêne de la circulation porte. C'est également par des causes mécaniques de même ordre qu'on justifiait la fréquence des hémorrhagies dans la sclérose veineuse et leur rareté dans la sclérose biliaire. Ce que nous avons dit de l'ascite et de l'ictère s'adresse à ces caractères secondaires ; nous ferons remarquer toutefois, à propos de cette dernière distinction, que, si dans le premier cas les troubles circulatoires exercent une influence incontestable sur la genèse des accidents, dans le second cas, l'ictère peut, par l'altération du sang qui en est la conséquence, exposer aux suffusions sanguines de toutes sortes : épistaxis, hématémèses, etc. ; de telle sorte que, sur 88 cas d'hémorrhagies, le Dr Cyr a constaté 19 fois l'ascite seule, 15 fois l'ictère seul et 36 fois ictère et ascite associés. Du reste, l'état variqueux du système veineux a été observé dans les observations les plus légitimes de cirrhose hypertrophique et M. Surre rapporte un très bel exemple de varices œsophagiennes dans un cas de cirrhose hypertrophique avec hématémèses. Cette distinction n'a donc pour nous qu'une très petite valeur et ne doit pas nous arrêter plus longtemps.

Nous devons nous poser une dernière question. Si, comme nous croyons l'avoir suffisamment établi, aucun des termes de la classification des cirrhoses n'a en lui-même une valeur absolue, si aucun d'eux pris isolément n'a un caractère de fixité et de certitude suffisant pour légitimer la systématisation proposée, trouverons-nous dans l'association, l'accouplement de ces divers symptômes un élément de diagnostic satisfaisant?

Nous n'avons point la prétention de contredire aux nombreuses observations sur lesquelles reposent les nouvelles distinctions; il est incontestable qu'un certain nombre de malades se présentent avec de l'ictère, un foie volumineux, et pas ou peu d'épanchement abdominal, et qu'on est parfaitement en droit de conclure à la cirrhose hypertrophique : le type clinique de cette affection a été posé avec la plus grande netteté; il semble aujourd'hui hors de toute contestation sérieuse; c'est, comme nous le disions au début, un grand honneur pour l'Ecole de Paris d'avoir débrouillé les principaux traits des deux formes si opposées de la sclérose hépatique. Mais le tableau est-il toujours aussi complet? Les données du problème sont-elles toujours aussi nettement posées au lit du malade? Ne voyons-nous pas bien des fois les caractères distinctifs confondus, entremêlés, et alors quels sont les points de repère? Si le diagnostic repose sur la réunion de ces trois grands éléments symptomatiques : ascite, absence d'ictère, diminution de volume et d'autre part ictère, absence d'ascite et augmentation de volume, que devra-t-on conclure des cas assez nombreux où l'on se trouve en présence d'éléments désunis et dissociés ? Or, ces cas intermédiaires se présentent à tout instant à notre observation ; nous en avons apporté ici un certain nombre et, si l'on analyse les statistiques récentes, on voit qu'ils sont beaucoup plus nombreux qu'on pourrait le supposer. Nous relevons à ce propos les résultats présentés dernièrement par le Dr Cyr (1), et nous voyons que sur 205 observations de cirrhoses, il y a eu 41 cas de cirrhose atrophique type et 22 de cirrhose hypertrophique ; mais que dans 31 de ces observations il y a eu ascite avec foie gros, et dans 7 ictère avec foie petit ; que dans 31 cas enfin on a rencontré à la fois de l'ictère et de l'ascite avec diminution de volume, et dans 32 l'ascite et l'ictère avec hypertrophie. Quelque opinion que l'on puisse avoir sur la valeur des statistiques en général, il est impossible de ne pas être frappé de l'importance de ces chiffres.

En résumé, aucun des caractères cliniques différentiels mis en avant dans la délimitation des cirrhoses n'a en lui-même une valeur décisive, et les divers symptômes qui forment la base de cette classification sont loin d'être constamment groupés selon les modalités attribuées aux deux grands syndrômes de la sclérose du foie. Si d'une façon générale le processus symptomatique est ainsi incertain et variable, combien les écarts seront-ils plus marqués, combien le tableau clinique sera-t-il plus troublé dans les cas de sclérose diffuse comme ceux qui

(1) Loc. cit., voy. p. 13.

nous occupent! De là, le caractère spécial de nos observations.

Si nous essayons en effet de dégager les grands traits généraux de ces faits, nécessairement quelque peu disparates dans l'apparition des accidents et leur mode d'évolution, nous constatons que tous sans exception présentent ce caractère commun d'être *mixtes* par la coexistence de signes appartenant à des formes opposées de l'hépatite chronique. — Ainsi, dans chacune de nos observations, l'ascite et l'ictère interviennent conjointement à une période peu avancée de la maladie. L'ascite est presque toujours considérable ; l'épanchement se forme plus ou moins rapidement, mais le plus souvent peu à peu, progressivement : à l'entrée des malades il est rare que l'on ne constate pas l'existence de plusieurs litres de liquide qui bientôt rendront la ponction nécessaire ; souvent des ponctions successives seront indispensables ; il ne s'agit dans aucun de ces cas d'un accident ultime et tout à fait secondaire, de l'ascite qu'on observe parfois à la longue dans les phases tardives de la cirrhose hypertrophique; dans ces circonstances du reste l'épanchement n'est jamais aussi considérable et dépasse rarement un litre. Ajoutons que dans aucune de nos observations on n'a pu attribuer la présence du liquide à l'existence d'une péritonite agissant, non plus par obstacle à la circulation porte, mais par exsudation phlegmasique de la séreuse ; le péritoine présente d'ordinaire un aspect lisse et comme lavé, sans traces de fausses membranes ni adhérences intestinales. Bientôt le développement de la circulation collatérale, l'œdème des membres inférieurs établiront à n'en pas douter la gêne de la circulation porte.

L'ictère est également très accusé dans la grande majorité des cas ; presque toujours l'acide nitrique détermine dans l'urine le précipité caractéristique ; parfois même il existe une véritable imbibition biliaire de tous les tissus. Tantôt l'ictère procède par poussées successives ; on le voit apparaître, puis disparaître à des intervalles plus ou moins éloignés ; puis il s'installe définitivement et ne cesse de s'accentuer jusqu'à la mort du malade ; tantôt au contraire il survient d'emblée et existe déjà de la façon la plus nette lors de l'entrée du malade à l'hôpital ; dans l'observation VII, la teinte jaune, qui d'abord n'était pas très marquée, s'accuse presque aussitôt, dès le lendemain de l'admission.

Le plus souvent l'ascite précède l'ictère ou inversement. Il est impossible de trouver une interprétation plausible du mode d'apparition de chacun de ces symptômes ; il semble que la sclérose, qui paraît débuter d'ordinaire par les espaces interlobulaires et qui à l'origine est surtout interstitielle, devrait entraîner d'abord la formation de l'épanchement ; mais aucun ordre, aucune loi ne semble présider à la succession des deux signes. Si la production de liquide est le premier symptôme en date dans nos deux premières observations, dans les deux suivantes c'est l'ictère qui ouvre la série des accidents. Dans l'observation III, la jaunisse va se prononçant de plus en plus pendant quatre mois sans autres phénomènes inquiétants ; toutefois, le malade ne sait depuis combien de temps son ventre a augmenté de volume et déjà l'on constate cinq ou six litres de liquide dans le péritoine. Dans les observations III et IV, le foie est petit, diminué de poids et de volume et il semble que l'ascite aurait dû apparaître en première ligne et caractériser dès le début le processus clinique : or, c'est l'inverse qui se produit. Dans l'observation V, la sclérose reste périlobulaire, et ici encore c'est l'ictère qui ouvre la marche ; il y a donc bien peu de relations à établir entre le volume du foie et la distribution du tissu fibreux d'une part, et d'autre part la succession des divers symptômes. Dans quelques cas l'ascite et l'ictère apparaissent simultanément, côte à côte pour ainsi dire ; les observations VI, VII et XI sont des exemples de ce mode d'évolution.

Le volume du foie sera des plus variables; nous avons montré, du reste, le peu de fixité des renseignements fournis par le poids ou les dimensions de l'organe; il n'y a donc pas lieu de s'étonner que nos scléroses mixtes s'accusent par les modifications de volume les plus dissemblables. Les observations I et II semblent particulièrement caractéristiques à ce propos : dans les deux cas, analogie parfaite entre les caractères microscopiques, même distribution, même mode d'invasion de la néoformation conjonctive ; mais, dans le premier cas, le foie pèse 1,960 gr. et semble augmenté de volume; dans le second, au contraire, il est diminué et réduit à la moitié de ses dimensions normales. Fréquemment l'on observe une exagération du volume normal ; et ceci s'explique aisément, si l'on tient compte de la quantité considérable de tissu conjonctif et de tissu embryonnaire qui envahit la glande, se substitue partout au tissu hépatique, et compense et au delà l'atrophie des éléments de ce tissu ; peut-être aussi la néoformation capillaire et canaliculaire a-t-elle une part dans cette hypertrophie ? Quoi qu'il en soit, lorsque l'affection évolue lentement, lorsque le malade n'est pas emporté promptement par les progrès rapides et comme tumultueux de la néoplasie, la tendance à la rétraction se produit tôt ou tard, et l'atrophie suit comme toujours l'hypergenèse du tissu fibreux ; on trouve alors le foie petit, ratatiné et la percussion sur la ligne mamelonaire indique une diminution de volume très notable. C'est du moins ce qui semble ressortir des observations précédentes ; car le plus souvent la constatation de l'hypertrophie a coïncidé avec les cas à marche rapide ; l'atrophie au contraire s'observe dans les cas à marche plus lente : les observations III, VII, VIII viennent à l'appui de cette manière de voir.

Nons ne croyons pas devoir insister sur les autres symptômes : troubles digestifs, amaigrissement, perte de forces, augmentation de volume de la rate, hémorrhagies, etc ; tous ces accidents ne présentent ici aucun caractère spécial et forment le cortège ordinaire de toutes les scléroses du foie.

MARCHE ET TERMINAISONS.

Nous n'avons pas à revenir sur l'ordre d'apparition des divers symptômes ; nous avons montré comment ils se succédaient et se groupaient, jusqu'à ce que soit constituée la période d'état de la maladie. Il semble résulter de tout ceci que la période d'invasion est extrêmement variable dans ses allures. Dans quelques cas (obs. V, VIII), l'affection s'installe peu à peu, lentement, par morceaux pour ainsi dire, s'accusant tantôt par une poussée d'ictère, tantôt par des symptômes douloureux du côté de l'abdomen, tantôt par un peu d'ascite ou un peu d'œdème des membres inférieurs; puis, la teinte ictérique ne s'efface plus, le ventre devient volumineux et la maladie est confirmée. Le plus souvent, l'affection procède avec beaucoup moins de lenteur : soit que les divers signes apparaissent simultanément, soit qu'ils se succèdent à des intervalles assez rapprochés, le complexus morbide se dessine en quelques mois, et vient interrompre brusquement un état de santé assez satisfaisant d'ordinaire.

Faut-il croire alors à une période latente de la maladie, caractérisée par des troubles assez vagues fort peu inquiétants pour le malade et son entourage, et convient-il d'antidater pour ainsi dire le développement des accidents ? Il est difficile de se prononcer sur cette question ; les renseignements, fournis par des malades s'observant mal ou peu intelligents, sont nécessairement fort incomplets ; il est certain que l'autopsie fait souvent découvrir des lésions de cirrhose avancée ayant évolué sans troubles sérieux ; l'existence presque constante, au sein de la masse embryonnaire, d'une quantité notable de tissu conjonctif, arrivé à une période avancée d'organisation, semblerait plaider en faveur de cette opinion. Quoi qu'il en soit, les malades, dans la grande majorité des cas, ne font remonter leur maladie qu'à une date assez rapprochée.

Une fois l'affection constituée, quelle va être son évolution? Quelle sera sa durée? Presque constamment la durée sera très courte, et c'est là un des caractères principaux des cirrhoses mixtes. L'état s'aggrave assez promptement ; les périodes d'amélioration sont exceptionnelles et peu accusées; au bout de quinze jours, un mois, deux mois (à dater de l'entrée à l'hôpital), le malade succombe suivant l'un des modes que nous indiquons plus loin ; parfois même le processus est plus rapide encore; des accidents cardio-pulmonaires ou des complications d'autre nature peuvent venir précipiter l'issue fatale. Il semble donc que la réunion de symptômes qui, s'excluant ou devant s'exclure mutuellement dans les cirrhoses franches, se trouvent ici associés, confondus, a l'influence la plus détestable sur la marche des accidents. On s'expliquera cela facilement, si l'on veut bien se reporter aux caractères anatomo-pathologiques des cirrhoses mixtes ; comment cette infiltration diffuse de la glande, cet envahissement total, aussi bien du parenchyme que du tissu interstitiel, n'auraient-ils pas un retentissement considérable sur l'évolution clinique de la maladie? Tous les éléments de l'organe sont bouleversés, dissociés; les cellules hépatiques sont étouffées, atrophiées, transformées par la néoplasie; de toutes parts les cellules embryonnaires s'accumulent, se substituant au tissu normal, et l'on s'étonnerait que le processus revête cette rapidité d'allure que nous venons de constater! Dans plusieurs de nos observations, il semble donc qu'après une période latente plus ou moins prolongée, il se soit fait comme une poussée subaiguë de la néoformation fibreuse, qui, complétant, parachevant la désorganisation du parenchyme hépatique, ait donné, pour employer une expression un peu vulgaire, le dernier coup d'épaule à la maladie.

Il est rare, toutefois, que la marche soit aussi rapide que dans les cas réunis par MM. Dupont et Stiépovich; nous verrons au Diagnostic ce qui distingue nos observations des faits de cette nature, ainsi que des cas rapportés par MM. Hutinel et Sabourin.

Il semble enfin que dans quelques circonstances, du reste assez exceptionnelles, le processus puisse prendre un caractère franchement aigu, et cela dès le début des accidents. Nous n'avons pas encore parlé de ces faits, nous réservant d'en dire quelques mots à cette place.

Ces observations d'hépatites diffuses primitivement aiguës nous semblent appartenir aux cirrhoses mixtes, mais nous ne faisons que les mentionner; la pathogénie de ces espèces morbides étant encore des plus obscures.

Nous rapporterons ici deux de ces observations :

La première appartient à la thèse de M. Stiépovich : il s'agit d'un homme de 45 ans, alcoolique de vieille date, qui est pris brusquement, le 8 mars, au milieu d'un état de santé assez satisfaisant, de douleurs assez vives dans l'hypochondre droit. Le 11 mars, à son entrée à l'hôpital, le foie est très douloureux et volumineux; à la percussion de la paroi abdominale, la fluctuation est des plus nettes; teinte ictérique de la face, urines rares, foncées, contenant du pigment biliaire; rate volumineuse ; rien du côté des autres organes. L'ictère et l'ascite s'accentuent, ainsi que la douleur dans la région du foie; abattement extrême ; langue sèche, fuligineuse ; le malade succombe le 15 mars dans le coma, sans hyperthermie. A l'autopsie, on trouve une assez grande quantité de liquide citrin dans la cavité abdominale; traces de péritonite ; foie volumineux, jaunâtre, granuleux, pesant 2,530 gr. L'examen histologique, fait par le Dr Rémy révèle une sclérose périlobulaire, annulaire et intralobulaire ; les cellules, disséquées et bouleversées par le tissu conjonctif péricellulaire, « présentent comme altération principale une diminution de volume, et il y a un certain nombre d'entre elles qui sont le siège d'une dégénérescence graisseuse. D'une manière générale, elles sont plutôt atrophiées. » Nous citons ici textuellement, car nous pensons que c'est à tort qu'on a fait rentrer ce fait dans les cas de cirrhose hypertrophique graisseuse.

La deuxième observation a été présentée l'an dernier par le Dr Vallin, à la Société médicale des hôpitaux (1), sous le nom d'hépatite diffuse suraiguë. Un homme de 25 ans, fortement constitué, non syphilitique et bien portant jusqu'alors, est soigné pendant deux ou trois jours pour un ictère catarrhal, lorsqu'il est pris tout d'un coup, pendant la nuit, de douleurs très vives dans l'hypochondre, de frissons, de vertiges, de nausées ; les selles sont décolorées, il rend par le cathétérisme une urine fortement ictérique. On constate alors un ictère généralisé ; hoquets, nausées continuelles, pouls filiforme, somnolence, jactitation, aspect cholériforme.

(1) Union médicale, 1880, p. 941.

Le malade meurt le lendemain dans l'algidité et un état semi-comateux. L'examen histologique du foie est fait par M. Kelsch : il constate des traînées épaisses de tissu conjonctif, des cellules embryonnaires en très grand nombre formant des amas compacts autour des rameaux de la veine porte et de l'artère, autour des canaux et des canalicules biliaires; de là partent de minces prolongements qui pénètrent dans les fissures interlobulaires et échancrent, dissocient et parfois isolent des travées de cellules hépatiques ; celles-ci sont également le siège d'un travail phlegmasique à son début : noyaux très multipliés, protoplasme aminci, auquel se substitue en certains points une substance fondamentale amorphe, colorée en rose par le carmin ; pigmentation biliaire de beaucoup de cellules ; nulle part tuméfaction trouble ou dégénérescence graisseuse des éléments glandulaires.

Il est incontestable que, dans ces deux cas, on a affaire à des scléroses diffuses, non systématisées ; la marche suraiguë de l'affection est des plus inattendues, et il est difficile actuellement d'interpréter ces faits, du reste assez exceptionnels.

Ainsi, évolution le plus souvent rapide de nos cirrhoses mixtes ; ajoutons à ce propos que les caractères tirés de la durée de l'affection pour la distinction des deux formes types, atrophique et hypertrophique, ne peuvent être considérées comme ayant une valeur sérieuse; ce point a été parfaitement mis en lumière par le Dr Cyr, qui a très bien montré combien les renseignements fournis de ce chef sont incertains et variables.

Nous serons bref sur le mode de terminaison ; nos malades meurent comme la plupart des malades atteints de cirrhoses, c'est-à-dire qu'ils succombent aux progrès de la cachexie. Il y a cependant un mode de terminaison qu'on a pu considérer comme appartenant presque exclusivement à la forme hypertrophique : nous voulons parler des accidents terminaux d'ictère grave ; nous devons présenter quelques considérations à ce sujet. Nous ne pensons pas que l'ictère grave soit spécial à la cirrhose hypertrophique.

Dans un mémoire récent, le Dr Bloch (1) rapporte trois cas de cirrhose atrophique types observés dans le service du professeur Bernheim, terminés par des accidents de cette nature ; il en réunit sept autres qu'il emprunte aux traités classiques : il semble donc que l'ictère grave ne soit pas exceptionnel dans la cirrhose atrophique (2). On l'observe encore dans d'autres affections (cancer, kyste hydatique, etc.), partout où il peut y avoir toxémie par insuffisance hépatique. Il suffit du reste de se reporter à la formule adoptée par M. Rendu dans son article du Dictionnaire encyclopédique et consacrée par M. Mossé dans sa thèse inaugurale : « Le syndrome ictère grave se montre dans des états pathologiques fort dissemblables, qui n'ont de commun que la désorganisation des éléments glandulaires du foie. » Cette formule n'englobe-t-elle pas tous les cas de sclérose hépatique ? Que ces accidents s'observent plus fréquemment cependant dans la forme hypertrophique, par le fait de la diffusion et de la généralisation plus complète du processus dégénératif, cela est certainement très admissible, et c'est ce qui explique, dans nos cas de cirrhoses mixtes, comme dans tous les cas d'ictère chronique, la terminaison fréquente

(1) Thèse de Nancy, 1880, n° 113.

(2) L'observation de M. Magnant, que nous avons rapportée plus haut, est un bel exemple de cirrhose vulgaire, terminée par ictère grave.

par ictère grave. C'est ainsi que meurent les malades des observations I, II, III et IX, et ici encore les accidents nerveux qui terminent la scène semblent liés à la désorganisation rapide, diffuse, généralisée du parenchyme hépatique.

DIAGNOSTIC.

D'une façon générale, nous devons reconnaître, au début de ce chapitre, qu'il est difficile de poser avec précision, au lit du malade, les termes de ce diagnostic. Nous ne groupons sous le nom de cirrhoses mixtes que les hépatites scléreuses de physionomie variable, qui, n'étant pour ainsi dire que les déviations des formes types, sont caractérisées à la fois par la fusion des lésions anatomiques et des phénomènes morbides propres à chacune de ces formes. Il résulte de cette définition que l'examen de nos malades ne pourra qu'établir des présomptions sur la nature de la maladie ; l'examen anatomique permettra seul d'affirmer qu'il ne s'agit pas seulement de formes cliniques plus ou moins dégénerees, mais d'espèces morbides suffisamment définies.

Le diagnostic anatomique a été clairement posé dans un chapitre précédent et nous n'y reviendrons pas ; le diagnostic clinique repose sur un ensemble de probabiıtés qu'il nous reste à déterminer.

Nous avons vu que l'affection se caractérisait par la réunion de signes communs à la forme atrophique et hypertrophique de la sclérose hépatique. C'est évidemment sur le rapprochement de ces symptômes hétérogènes, et pour ainsi dire contradictoires, qu'on poura s'appuyer pour soupçonner une cirrhose mixte.

En première ligne il faut placer l'ascite et l'ictère qui s'excluent mutuellement dans les formes types. Mais encore, en présence de ces deux symptômes, faudra-t-il se demander si l'on n'a point affaire à une ascite survenant comme accident ultime dans une cirrhose hypertrophique ou à un ictère compliquant accidentellement une cirrhose vulgaire ; dans le premier cas, il faudra se demander aussi si cette ascite n'est point due à une poussée péritonitique ; dans le second, si cet ictère n'est point le résultat d'une compression quelconque des gros canaux biliaires. Il est impossible de préciser les éléments de ce diagnostic : le mode d'apparition des accidents, leur marche ultérieure, leur physionomie plus ou moins accusée, leur degré d'intensité, l'étude des phénomènes connexes ou des notions pathogéniques, doivent ici entrer en ligne de compte, et ce n'est qu'après cet examen critique, quand le caractère anormal et intermédiaire de l'évolution clinique sera bien établi, qu'on pourra conclure à l'existence probable d'une cirrhose mixte.

Nous n'insistons pas sur ce côté de la question qui a été suffisamment mis en lumière par l'ensemble de notre discussion ; nous avons à nous demander, si, précisément par le fait de l'association de symptômes, isolés d'ordinaire dans les formes types, on ne sera pas exposé à confondre l'affection qui nous occupe avec d'autres altérations assez mal définies, auxquelles la fusion de ces symptômes, l'incertitude du processus clinique constituent dans d'autres cas un caractère distinctif.

La recherche des antécédents et des notions étiologiques prendra ici une grande valeur ; nous allons passer en revue rapidement ces divers affections.

La *syphilis hépatique* n'entraîne presque jamais d'ictère ; cependant il peut arriver qu'à une période de son évolution l'ictère vienne compliquer le tableau de la maladie ; or, comme il ne sera pas toujours facile d'apprécier par la palpation la lobulation et les bosselures du foie syphilitique, c'est à la recherche d'accidents spécifiques antérieurs, à la constatation de cicatrices anciennes, d'une périostose, des moindres indices commémoratifs qu'il faudra avoir recours. On ne devra jamais négliger de faire cette recherche étiologique; le traitement sera enfin la pierre de touche du diagnostic.

Si l'ictère est également l'exception dans le *cancer du foie*, il peut se faire cependant que l'apparition de ce symptôme, par compression des voies biliaires par exemple, vienne à un moment donné simuler à s'y méprendre une cirrhose mixte. La palpation indique presque toujours de grosses bosselures; de plus, la rate est le plus souvent normale, et ces deux signes, ainsi que la marche ultérieure des accidents, suffiront le plus souvent à caractériser l'affection.

Les *kystes hydatiques*, alors même qu'ils déterminent parfois l'ascite et l'ictère par compression mécanique et que la fluctuation est dans ce cas difficilement perçue, ne pourront être confondus avec les cirrhoses mixtes : l'intégrité persistante de la santé générale empêchera toute méprise. Mais les *kystes alvéolaires* pourront prêter plus facilement à l'erreur : ici l'ictère se développe lentement; en même temps le foie et la rate deviennent volumineux; puis surviennent les phénomènes hydropiques, avec amaigrissement et perte des forces; le tableau diffère peu de celui de nos cirrhoses; toutefois, en raison de la rareté de cette affection, il n'y a pas lieu de se préoccuper beaucoup de cette chance d'erreur.

La *lithiase biliaire* est caractérisée suffisamment par les coliques hépatiques, les accidents fébriles, le volume normal de la rate, l'absence d'ascite.

L'ascite est également l'exception dans le *foie palustre ;* ici le volume de la glande, l'existence antérieure d'accès fébriles intermittents mettront bien vite sur la voie du diagnostic

Nous ne voulons pas faire le diagnostic des cirrhoses en général ; aussi ne faisons-nous que signaler la *dégénérescence amyloïde,* le *diabète* et la *leucocythémie* qui déterminent le plus souvent une hypertrophie de la glande, mais exceptionnellement l'ictère et l'ascite.

Nous terminerons par quelques mots sur ces formes de sclérose hépatique, à qui les travaux de MM. Dupont et Stiépovich, puis de MM. Hutinel et Sabourin viennent de constituer un processus à part nettement défini parmi les cirrhoses mixtes : nous voulons parler de la *cirrhose hypertrophique graisseuse.*

Nous avons cru devoir, ainsi que nous l'avons dit en commençant, laisser de côté tous les faits pouvant se rapporter à cette variété de sclérose diffuse. Après les études si complètes qui en ont été faites, il nous a semblé que la physionomie générale de cette affection était aujourd'hui assez franchement caractérisée pour qu'on puisse distraire dès maintenant la cirrhose hypertrophique graisseuse des formes mixtes à physionomie variable que nous envisageons dans cette étude. Il nous reste donc à montrer que nos observations peuvent être facilement séparées de cette dernière forme et n'ont avec elle aucun point commun.

Si nous nous reportons d'abord aux thèses de MM Dupont et Stiépovich, nous voyons que les cas présentés par eux se rapportent à une forme spéciale de cirrhose alcoolique, caractérisée anatomiquement par un foie volumineux, à surface lisse, avec prolifération diffuse du tissu conjonctif et dégénérescence graisseuse des cellules, et cliniquement par une douleur aiguë dans l'hypocondre droit, un ictère intense, des accidents nerveux, une prostration considérable d'emblée et une issue rapidement fatale. Nous ne nous attarderons pas à faire ressortir les nombreux côtés par lesquels ce processus bien spécial se distingue nettement des cas que nous avons présentés; il suffira d'ajouter que, dans ces formes franchement aiguës, la durée de la maladie est excessivement courte ; pour les malades dont M. Stiépovich rapporte l'histoire, la mort est survenue, une fois au quatrième jour, une fois au sixième, dans les trois autres cas au bout de huit à quinze jours. C'est là pour nous un élément de diagnostic suffisant; on ne pourrait confondre cet ensemble morbide qu'avec les cas d'hépatites aiguës dont nous avons dit quelques mots à la fin de notre travail ; mais ici pas ou peu de dégénérescence graisseuse des cellules hépatiques.

Les malades de M. Hutinel sont presque tous des tuberculeux et ce caractère suffirait presque à la distinction que nous voulons établir , nos observations se rapportant à des individus notoirement alcooliques, mais nullement entachés de tuberculose. Si nous passons aux caractères cliniques, nous assistons ici encore à une série d'accidents qui constituent une sorte d'ictère grave subaigu : les malades, quoique déjà souffrants depuis deux ou trois mois, succombent au bout de deux ou trois semaines, une fois les symptômes confirmés ; ces symptômes sont les suivants : prostration, teinte ictérique des conjonctives, urines légèrement bilieuses, pas ou peu d'ascite, œdème léger des membres, fièvre irrégulière, hyperesthésie, temblements, aspect typhoïde, toux sèche, quinteuse, dyspnée paroxystique, évolution rapidement fatale. A l'examen anatomique le foie est très volumineux, il graisse le papier et ne rappelle en rien le foie granuleux; la sclérose est d'abord insulaire et monolobulaire ; les cellules sont toutes ou presque toutes remplies d'éléments graisseux.

Avant de relever les divers points de détail qui séparent nettement, selon nous, le tableau de nos cirrhoses mixtes de celui que nous venons d'esquisser, voyons quels aperçus nouveaux ressortent du travail de M. Sabourin : ce travail est contemporain de celui de M. Hutinel ; les deux auteurs se rencontrent dans la description commune du syndrome clinique qu'ils cherchent à individualiser ; mais les notions étiologiques sont dissemblables : tandis que M. Hutinel ne se prenonce pas nettement sur l'existence d'une cirrhose hypertrophique graisseuse d'origine alcoolique, et croit plutôt à l'origine tuberculeuse de l'affection, M. Sabourin n'hésite pas à la présenter comme une des formes de la sclérose alcoolique ; de plus il lui considère deux périodes d'évolution : l'une latente pour ainsi dire, caractérisée par des troubles digestifs et quelques œdèmes passagers, l'autre plus ou moins aiguë, terminale et généralement de courte durée ; celle-ci répond entièrement à la description que nous venons de présenter.

Quels sont pour nous dans ce cas les éléments du diagnostic différentiel ? En première ligne nous placerons la dégénérescence graisseuse généralisée des cellules hépatiques : dans aucune de nos observations nous ne constatons une altération graisseuse aussi étendue ; les observations I et III sont les seules où cette dégénérescence soit assez fréquemment observée, mais il s'en faut qu'elle ait ce caractère de généralisation que nous venons de signaler ; il semble que cette transformation par places ne soit en quelque sorte qu'un épiphénomène dont la relation avec les accidents terminaux d'ictère grave ne saurait être contestée. Dans l'observation II, où le processus se rapproche un peu de la description de M. Sabourin, on ne trouve nulle part de cellules graisseuses. Dans les autres observations, lorsqu'il existe quelques éléments graisseux, ils sont le résultat de la néoformation scléreuse; c'est là une altération commune à toutes les formes de sclérose. Le foie est toujours très volumineux, d'ordinaire lisse ; nulle part on n'observe les granulations que nous constatons le plus souvent dans nos autopsies; de plus, dans nos observations, la glande est le plus fréquemment de dimensions à peu près normales ou manifestement atrophiée ; l'augmentation de volume, si elle existe, s'accompagne toujours d'un état granuleux du parenchyme. Enfin le processus clinique a une allure bien spéciale ; nos cas de cirrhoses mixtes, quelle que soit la rapidité de leur évolution, ont rarement une marche aussi franchement aiguë, une fois la maladie confirmée; dans les observations I, II, III, IX, X, nous voyons cependant la mort survenir assez promptement après deux ou trois mois de maladie ; il y a tout lieu de croire qu'il s'est fait en pareil cas comme une pousee subaiguë venant mettre fin à l'évolution normale du processus scléreux. M. Sabourin établit lui-même cette distinction et cherche à démontrer que l'affection qu'il décrit est une affection spéciale d'emblée et non point un accident survenu dans le cours d'une cirrhose chronique.

D'ailleurs le tableau clinique suffirait à lui seul à assurer le diagnostic ; parmi les caractères qui nous semblent avoir une réelle valeur distinctive, nous nous contenterons de signaler : l'intensité modérée de l'ictère, l'hyperthermie, la prostration, l'aspect typhique pendant toute la dernière période de la maladie, la précocité des accidents nerveux et enfin, dans la grande majorité des cas, l'absence d'ascite. Nous espérons que ces quelques considérations suffiront à écarter toute cause d'erreur et la ligne de démarcation nous semble assez nettement établie entre les cirrhoses mixtes et la cirrhose graisseuse hypertrophique.

— S'il paraît résulter de l'ensemble de notre discussion : *que la classification actuelle des cirrhoses doit être révisée au point de vue anatomique, qu'elle est loin de répondre à tous les faits d'observation clinique et qu'il y a lieu de revenir sur les termes absolus de cette classification*, nous ne regretterons pas d'avoir risqué cette courte revue critique et de nous être attaqué un peu témérairement à un travail de révision dont l'opportunité ne semble plus aujourd'hui contestable.

INDEX BIBLIOGRAPHIQUE

REQUIN. — Note sur un cas de cirrhose avec augmentation de volume du foie, in Union médicale, 1849.

GUBLER. — Thèse d'agrégation, 1853.

TODD. — Abstract of a clinical lecture on the chronic contraction of the liver, in Med. Times and Gazette, 1857, nº 338.

JACCOUD. — Clinique médicale de la Charité, 11e leçon, p. 297.

OLIVIER (de Rouen). — Mémoire sur la cirrhose hypertrophique, in Union médicale, 1871, p. 361.

HAYEM. — Contribution à l'étude de l'hépatite interstitielle chronique avec hypertrophie du foie, in Arch. de physiologie, 1874, p. 126.

CORNIL. — Anatomie pathologique de la cirrhose, in Arch. de physiologie, 1874, p. 265.

HILTON FAGGE. — Guy's Hosp. Reports, 1875, p. 191.

HANOT. — Etude sur une forme de cirrhose hypertrophique du foie thèse de Paris, 1876.

CHARCOT et GOMBAULT. — Contribution à l'étude anatomique des différentes formes de la cirrhose du foie, in Arch. de physiol., 1876, p. 653.

CHARCOT. — Cours d'anatomie pathologique, in Progrès médical, 1876.

RENDU. — Art. Foie, Dict. encyclop., 4e série, t. III, 1re partie.

SURRE. — Etude sur les diverses formes de sclérose hépatique et leurs caractères différentiels, thèse de Paris, 1879.

PITRES. — In Bull. de la Soc. anat., juin 1875.

DELAUNAY. — In Bull. de la Soc. anat., 1876, p. 293.

BUTRUILLE. — In Bull. de la Soc. anat., 1876, janvier.

MAGNANT. — In Bull. de la Soc. anat., 1876, p. 435.

HARDY. — Clinique de la Charité, in Gazette des hôpitaux, janvier 1879, nos 11 et 12.

DUPONT. — De l'hépatite interstitielle diffuse aiguë, thèse de Paris, 1878.

STIÉPOVICH. — Contribution à l'étude de la cirrhose du foie chez les alcooliques, thèse de Paris, 1879.

LITTEN. — Ueber der biliaire form der Lebercirrhose, Chariten Annalen, 1878.

BIRCH-HIRSCHFELD. — Pathologische Anatomie, p. 942.

BRIEGER. — Zur lehre von der fibrosen hepatitis, Virchow's Arch., Bd LXXV, p. 942.

KUSNER. — Sammlung Klin. Vortrage von Volkmann, nº 141, p. 10.

Ackermann. — Ueber hypertrophische von atrophische Lebercir-cirrhose, Virchow's Arch., Bd LXXX, p. 396.

Rob. Saundby. — The British and Foreing Med. Chir. Review, juillet 1877.

— Pathological Society Transactions, 1879, p. 301 à 305.

Hamilton. — On the developpement of fibrous tissue from the hepatic parenchyme in the cirrhoses of liver, 1 of the Anat. and Phys., XVI, § 85.

Kelsch et Kiéner. — Note sur la néoformation des canalicules biliaires dans l'hépatite, in Arch. de phys., 1876, p. 771.

Charcot. — Des cirrhoses épithéliales, in Progrès médical, 1876, p. 81.

Richaud et Nicati. — Recherches sur la cirrhose biliaire du lapin domestique, in Arch. de phys., 1880, p. 501.

Vallin. — Note sur un cas d'hépatite diffuse suraiguë, Société médicale des hôpitaux, in Union médicale, 1880.

Kelsch et Wannebroucq. — Note sur un cas de cirrhose hypertrophique avec ictère chronique, in Arch. de physiol., 1880, p. 830.

Cyr. — Contribution à l'étude de la cirrhose hépatique, In Gazette hebdomadaire, août 1881, n°s 32 et 33.

Lecorché et Talamon. — Etudes médicales de la Maison de santé, 1881.

Hutinel. — France médicale, 1881, numéros 30, 32, 34, 35 et 37.

Sabourin. — Cirrhose hypertrophique graisseuse, in Arch. de physiologie, juillet 1881.

Kelsch et Wannebroucq. — Contribution à l'étude de la cirrhose hypertrophique du foie, in Arch. de physiologie, septembre et octobre, 1881.

Dieulafoy. — Les cirrhoses du foie, in Gaz. hebd., sept. et oct. 1881, n°s 39, 40, 41 et 43 et Manuel de pathologie interne, t. II, 1er fasc., p. 189.

N. B. — Peu de jours avant la publication de notre travail, deux nouveaux faits de M. Kelsch et une observation de M. Garel ont paru dans la *Revue de médecine* : il s'agit de cirrhose par obstruction des voies biliaires et d'une cirrhose hypertrophique graisseuse ; ces faits ne se rattachent donc pas directement aux cirrhoses alcooliques que nous avons surtout visées ; mais ils nous semblent toutefois confirmer les conclusions de ce travail. (Voir *Revue de médecine*, 10 décembre 1881,

Kelsch. — Note sur un cas de cirrhose par rétention de la bile.

Garel. — Cirrhose hypertrophique graisseuse du foie.)

Paris. — Typ. A. Parent, Imprim. de la Faculté de méd. r. M.-le-Prince, 31.
A. Davy, Successeur.

Publications de la librairie A. DELAHAYE et E. LECROSNIER,

ÉDITEURS

Des diarrhées chroniques et de leur traitement par les eaux de Plombières, par le docteur BOTTENTUIT, ancien interne des hôpitaux, médecin consultant aux Eaux de Plombières, chevalier de la Légion d'honneur. In-8 .... 2 fr.

Des dyspepsies flatulentes à forme douloureuse et de leur traitement par les eaux de Plombières, par le docteur BOTTENTUIT, ancien interne des hôpitaux, médecin consultant aux eaux de Plombières, etc. In-8 .... 1 fr.

Guide aux Eaux de Plombières, par les docteurs BOTTENTUIT et HUTIN, avec 35 gravures, cartes et plans. In-18 format diamant. Cartonné .... 3 fr.

Des dyspepsies gastro-intestinales. Clinique physiologique, par G. SÉE, professeur à la Faculté de médecine de Paris, etc. 1 vol. in-8. 1881. 10 fr.
Cartonné .... 11 fr.

Du diagnostic et du traitement des maladies du cœur, et en particulier de leurs formes anormales, par le professeur GERMAIN SÉE. Leçons recueillies par le docteur F. LABADIE-LAGRAVE (clinique de la Charité, 1874 à 1876). 2e édition. 1 vol. in-8 (sous presse) .... 9 fr.
Cartonné .... 10 fr.

Traité pratique des maladies des reins, par le professeur ROSENSTEIN, traduit de l'allemand par MM. BOTTENTUIT et LABADIE-LAGRAVE .... 10 fr.

Traité de pathologie interne, par S. JACCOUD, professeur à la Faculté de médecine de Paris, médecin de l'hôpital Lariboisière. 6e édition revue et augmentée. 2 vol. in-8 avec 37 pl. en chromolithographie, 1879 .... 32 fr.
Cartonné .... 34 fr. 50.

Recherches sur les paralysies oculaires consécutives à des traumatismes cérébraux, par le Dr A. CHEVALLEREAU, ancien interne des hôpitaux, in-8, 1879. 2 fr.

Leçons sur les rétinites, par le professeur F. PANAS, recueillies par le Dr A. CHEVALLEREAU, in-8 avec 2 planches en chromolithographie.

Traité de thérapeutique appliquée, basé sur les indications, suivi d'un précis de thérapeutique et de posologie infantiles et de notions de pharmacologie usuelle sur les médicaments signalés dans le cours de l'ouvrage, par J.-B. FONSSAGRIVES, professeur de thérapeutique et de matière médicale à la Faculté de médecine de Montpellier, etc. 2 vol. in-8 .... 24 fr.
Cartonné .... 26 fr.

Leçons de clinique médicale, faites à l'hôpital de la Charité, par le professeur JACCOUD. 1 fort vol. in-8 de 878 pages, avec 29 figures et 11 planches en chromolithographie, 3e édition, avec un joli cartonnage en toile .... 16 fr.

Leçons de clinique médicale, faites à l'hopital Lariboisière par le professeur JACCOUD, 2e édit 1 vol. in-8 accompagné de 10 planches en chromolith.
Cartonné .... 16 fr.

Traité théorique et clinique de percussion et d'auscultation, avec un appendice sur l'inspection, la palpation et la mensuration de la poitrine, par E.-J. WOILLEZ, médecin honoraire de l'hôpital de la Charité, etc. 1 vol. in-18, avec 101 figures intercalées dans le texte .... 10 fr.
Cartonné .... 11 fr.

Etudes médicales faites à la maison municipale de santé (Maison Dubois), par le docteur LECORCHÉ, professeur agrégé à la Faculté de médecine de Paris, etc., et Ch. TALAMON, interne des hôpitaux. 1 vol. in-8 avec 10 figures intercalées dans le texte et 4 planches en chromolithographie .... 12 fr.

Guide aux villes d'eaux, bains de mer et stations hivernales, par des médecins et des écrivains spéciaux, publié par le docteur MACÉ, 1 fort volume in-18 cartonné .... 10 fr.

Leçons de clinique obstétricale, professées à l'hôpital des Cliniques par le docteur DEPAUL, professeur de clinique d'accouchements à la Faculté de médecine de Paris, membre de l'Académie de médecine, rédigées par le docteur DE SOYE, chef de clinique, revues par le professeur. 1 vol. in-8 avec figures intercalées dans le texte .... 16 fr.

Paris. — A. PARENT, imprimeur de la Faculté de médecine, rue M.-le-Prince, 31
A. DAVY, successeur.

www.ingramcontent.com/pod-product-compliance
Ingram Content Group UK Ltd.
Pitfield, Milton Keynes, MK11 3LW, UK
UKHW012228240726
13966UKWH00003B/1018

9 782011 778550